SECRETOS PARA SER UN CAMPEÓN

Autor: Adolfo Pérez Agustí

Edita: Ediciones Masters
edicionesmasters@gmail.com
www.edicionesmasters.com

Es de suponer que algunas de las personas que lean este libro tendrán amplios conocimientos en preparación física, con una buena resistencia y capaces de obtener óptimos resultados en el deporte que practican. Pero, ¿quién de vosotros, a pesar de tener todo esto, no habéis deseado mejorar algún factor que os preocupa o rebasar vuestras marcas ahí estancadas?

Pensando en todo eso hemos detallado una larga serie de conceptos, que practicados como aquí explicamos pueden ayudarnos a lograr esas metas antes mencionadas. Todo ello sin olvidarnos nunca que la capacidad de cada individuo es diferente, que una persona puede ser muy débil pero poseer una gran velocidad, y otros muy fuertes, ser tremendamente lentos. Esto es algo que se comprueba en todas las facetas deportivas y, por ese motivo, aún intentado conseguir lo mejor de nosotros mismos, no debemos partir de puntos de referencia de otros deportistas.

En este libro también incluimos los consejos de algunos expertos, para que sus experiencias puedan ayudaros a lograr vuestras metas, ya que de ellos obtendremos teorías que no sabemos si funcionan o no, pero aprovecharemos su experiencia de muchos años de trabajo para saber lo que en verdad es bueno practicar.

Cuantos más conocimientos tenga una persona, sobre anatomía, medicina, alimentación, etc. mejores resultados podrá lograr en sus entrenamientos. Por este motivo, no nos hemos *ceñido a escribir solamente de preparación física, ya que consideramos el resto de los temas igual de importantes. Para ello hemos introducido, por ejemplo, apartados dedicados a la dietética, a la elasticidad y a la visualización, que le permitirán conocer otras facetas decisivas para practicar con efectividad el deporte escogido.*

Espero que todos los temas sean útiles y les ayuden a conocer todos los secretos necesarios para ser un campeón.

SECRETOS PARA SER UN CAMPEÓN

CAPÍTULO 1

CONCEPTOS IMPORTANTES

Diversas cuestiones

Es normal que notemos diferencias entre individuos que practiquen el mismo entrenamiento, ya que no todos los sujetos poseen las mismas aptitudes para desarrollar un trabajo.

Cuando ejercitamos un músculo, da igual el modo en que lo hagamos o el aparato que utilicemos, ya que no se modifican los resultados. Será la repetición más o menos prolongada de un ejercicio intenso, lo que nos dará el resultado que deseamos y el aumento de potencia. Por desgracia, los valores conseguidos basados en esfuerzos intensos y numerosas repeticiones, decaen en cuanto disminuimos las horas de entrenamiento, cosa que no ocurre, al menos en la misma medida, cuando el entrenamiento es menos intenso.

Por decirlo de otra manera: Si trabajamos fuerte y con intensidad, los resultados son importantes y rápidos, pero se pierden en cuanto disminuimos el ritmo, al contrario de lo que ocurre si trabajamos con más paciencia y tiempo.

Lo que limita nuestro progreso

La mejora en el rendimiento físico de una persona esta en función de numerosos factores, entre los que están:

a) Las posibilidades del organismo para transportar oxígeno a nivel de los músculos.
b) La degradación de los materiales energéticos y que la energía liberada provoque la contractura muscular.
c) Las facultades del organismo para transformar energía química en mecánica.
d) Las reservas energéticas que poseemos y la facilidad con que se pueden agotar.

El oxígeno

El oxígeno en imprescindible para que el músculo reciba los suficientes materiales energéticos que le permitan realizar su trabajo.
En la fase inicial de un ejercicio, se produce un aumento intenso del consumo de oxígeno para decaer a continuación y estabilizarse después. Todo esto se realiza en un período relativamente corto y es una sensación que todo deportista siente al comenzar a moverse. Su cuerpo parece negarse a mover y los primeros ejercicios se realizan con cierta desgana, para ir ganando en intensidad en los minutos posteriores.

A partir de los cinco minutos de actividad, el organismo está adaptado y el movimiento se convierte en placentero.

Pasados diez o quince minutos aparece una nueva fase de rechazo, motivada por la rebeldía del aparato cardio-respiratorio al movimiento, que invita al descanso. Si superamos estos momentos, el organismo se vuelve a adaptar y que continuemos más o menos dependerá de las necesidades emotivas, en primer lugar, y del grado de entrenamiento que tengamos. La constitución y el resto de factores, también son muy importantes.

Al final del entrenamiento, el consumo de oxígeno disminuye de forma brusca, para irse adaptando poco a poco a los valores normales, hasta que el organismo pague su deuda en oxígeno.

Cuanto menos consumo de oxígeno necesitemos, mayor será la potencia que poseamos, pero ningún ejercicio se podrá realizar durante más de diez minutos a tope de posibilidades.

Un individuo nervioso o ansioso tendrá un consumo de oxígeno muy grande, incluso antes de comenzar el ejercicio, lo que le provocará la aparición prematura del cansancio, aunque su grado de preparación física sea bueno. Y por contra, una persona equilibrada, tanto física como psíquicamente, estará más capacitada para extraer de la sangre el oxígeno que le es necesario.

Lo que ocurre durante el ejercicio

En los ejercicios de larga duración y a una intensidad moderada o débil, la energía proviene de la fosfocreatina y la glicocola, siendo la producción del ácido láctico muy débil, por lo que la fatiga tardará mucho en aparecer. La movilización de los ácidos grasos es muy activa y son captados rápidamente por los músculos. La producción de CO_2 se alcanza rápidamente en los sujetos entrenados y esto permite un ahorro importantísimo de glucógeno.

A medida que el ejercicio continúa, comienza a aumentar la cantidad de ácidos grasos en el plasma y con ello se incrementan las necesidades de oxígeno y si el ejercicio continúa más de dos horas, la energía pasa a depender casi exclusivamente de las grasas. Con esto queda perfectamente aclarado el daño que pueden sufrir aquellos deportistas que suprimen de su alimentación las grasas. La disminución en el rendimiento deportivo en aquellas actividades de larga duración, será muy importante y conducirá al fracaso a causa del agotamiento muscular.

La glucosa, a la que la gente tiene una afición enorme, solamente proporciona un diez por ciento de la energía necesaria en estos ejercicios de larga duración. No quiere decir esto, por otra parte, que aquellas personas con gran reserva grasa puedan ser muy eficaces en esfuerzos prolongados, ya que es imprescindible el entrenamiento anterior para conseguir la movilización de las grasas orgánicas.

Ejercicios intensos de corta duración:

En estos casos la reserva de glucógeno se agota enseguida y será imposible continuar el ejercicio, a no ser que el entrenamiento anterior y una alimentación correcta, permita realizarlo durante más tiempo.

Las grasas en estos casos no cumplen ninguna misión energética y el glucógeno se transforma rápidamente en ácido láctico, sin posibilidad de ser utilizado. El agotamiento surge enseguida a partir de los 20 segundos del esfuerzo y será necesario un descanso de 40 segundos, para que se pueda volver a repetir el ejercicio.

Un individuo bien entrenado, sin embargo, tiene sus músculos preparados para que luchen contra la producción de ácido láctico, mediante la mejora en sus reservas energéticas y un transporte de oxígeno más cuantioso y precoz.

Entrenamiento de resistencia aeróbica

En este tipo de entrenamiento, en el que faltan los ejercicios realizados a máxima velocidad, anaeróbicos, se observan los siguientes cambios:

1. Un descenso de las pulsaciones en reposo y después del ejercicio.
2. Una mejora de la recuperación después del esfuerzo.
3. Aumento de la tensión arterial en un punto.

4. Un intenso soplo en el sístole, que puede dar lugar a confusiones en los chequeos médicos rutinarios.
5. Una disminución del rendimiento deportivo, con pérdidas de reflejos y lentitud en las reacciones.

Ojo, pues, a la hora de hacer y valorar el footing, ya que el tipo de resistencia que tratamos de lograr se nos puede volver contra nosotros. Hay que tener en cuenta que todo tipo de entrenamiento debe tratar de imitar en lo posible el deporte que practicamos. Por ejemplo, si practicamos Karate, en el cual los combates se desarrollan en fases cortas de ataque y contraataque, con momentos de pausa, el entrenamiento de resistencia debe ir dirigido en este sentido y las carreras largas y pausadas no se asemejan en nada a un combate, siendo poco adecuadas.

Por tanto, lo más práctico será desarrollar durante unos pocos días un entrenamiento de base, con carreras continuas para agrandar la cavidad cardíaca y, posteriormente, realizar ya el entrenamiento especifico, de acuerdo al deporte que practiquemos.

Cuando queramos mejorar la resistencia aeróbica simple, las pulsaciones no deberán exceder de 120-130, especialmente en individuos jóvenes, y cuando lo que pretendamos sea una resistencia-endurecimiento, con un mayor grosor de la pared cardíaca, las pulsaciones deberán llegar hasta 140 en los senior y 160 en la gente más joven.

SOBRE LA DIETA

En tiempo frío, y para evitar que la mayoría de las calorías de reserva se utilicen en mantener la temperatura corporal, es conveniente aumentar la ración de grasa. Para ello se tomará unas rebanadas de pan tostado con margarina. Los cacahuetes, nueces o avellanas, también son un buen medio para asegurar nuestra ración de lípidos, aunque estos frutos secos no se deben tomar antes de la competición, ya que tardan bastante en digerirse.

En tiempo caluroso y a causa de la pérdida tan importante de electrólitos, se impone administrar suplementos de cloruro sódico y potásico, ya que en caso de déficit puede haber una pérdida de coordinación muscular y mayor lentitud en las contracciones, lo que motivará con toda seguridad la pérdida de los combates.

En los torneos de larga duración y con muchas esperas, habrá que tomar agua con miel o zumos de frutas que no sean ácidos.

ENERGIA MUSCULAR

La energía muscular está formada por la combustión de glúcidos y sobre todo el glucógeno, que se forma en el hígado y los músculos, donde constituye una reserva que se transformará en glucosa cuando las necesidades así lo requieran.

Cuando este proceso se realiza, aparece el ácido láctico que en parte es desintegrado y en parte metabolizado de nuevo.

Sin embargo, es el oxígeno el factor más importante para que se produzcan las contracciones musculares, haya una buena formación de glucógeno y se elimine por combustión el ácido láctico. El ácido carbónico, resultante de todas estas operaciones, es eliminado a través de los bronquiolos

Un ejercicio prolongado o superior al que un deportista puede soportar, provocará un déficit de oxígeno y como consecuencia una acumulación de toxinas en el hígado y riñones, con lo que la fatiga se hará insoportable y será peligroso continuar el ejercicio. Por eso hay que tener cuidado con "sacar fuerzas de flaqueza" o "cuando el cuerpo no puede más, empieza a trabajar el espíritu", frases a las que son muy aficionados algunos instructores para obligar a sus alumnos a que sigan el mismo ritmo de toda la clase.

Las consecuencias de un sobreesfuerzo se traducen en opresión, disnea, y taquicardia, que de no tenerlas en cuenta pueden producir el síncope o un colapso.

CÓMO MEDIR LA CAPACIDAD FÍSICA

Estas sencillas pruebas que se muestran a continuación, servirán para conocer un poco la forma física del deportista, y la conveniencia de aumentar o disminuir el ritmo del entrenamiento; debiendo tener en cuenta que las personas que den resultados mediocres o malos no deben ser sometidas a un entrenamiento superior, sino incluso inferior. La buena preparación física es algo que requiere tiempo y paciencia.

La primera prueba se debe realizar inmediatamente después del esfuerzo y nos marcará el grado de adaptación rápida al ejercicio, indicando, si el resultado es bueno, que el deportista en cuestión tiene una buena constitución muscular.

FRECUENCIA DEL PULSO EN 10"

ESFUERZO	MALA	BUENA	REGULAR
20 Flexiones	20 – 25	13 – 15	16 – 19
Carrera 15"	25 – 30	15 – 19	20 – 24
Carrera 30"	26 - 32	18 – 20	22 – 25

La segunda prueba de recuperación, indica la capacidad o no del organismo para soportar un trabajo físico. Un deportista puede ser tremendamente fuerte pero su organismo no estar en condiciones de soportar un esfuerzo intenso, por lo que puede haber un gran sufrimiento físico, a pesar de que la prueba se realice en su totalidad.

SOBRE LA TÉCNICA

Coordinación muscular

Para que un esfuerzo (golpe) sea verdaderamente eficaz, es necesario que sea la potencia muscular de todo el cuerpo la que apoye el movimiento. Cuan mayor sea el número de músculos que intervienen en un movimiento, mayor será la fuerza resultante. Esta facultad de hacer trabajar solamente aquellas partes musculares específicas, se adquiere mediante el entrenamiento.

Así, por ejemplo, una persona experta, en el momento de pegar una patada frontal, pondrá en acción primero el abdomen inferior para levantar la pierna, luego el cuádriceps para estirarla, los glúteos para fijarla, los gemelos para mantener el equilibrio, y la proyección de la cadera, al final, para aumentar la potencia del golpe.

Esta secuencia, que puede parecer complicada, es aplicada de un modo mecánico por un cinturón negro y el esfuerzo que necesitará para hacer daño con esta patada será mínimo, si lo comparamos con un inexperto que, además, pondrá en funcionamiento músculos antagónicos y se pondrá tenso creyendo que así pone más fuerza, cuando el resultado final es muy desalentador.

Con esto quiero insistir en la necesidad que tiene el entrenador de poseer los conocimientos necesarios sobre anatomía, para no incurrir así en errores importantes a la hora de enseñar las técnicas a sus

alumnos o hacerles trabajar músculos antagónicos.
Los grupos musculares no necesarios permanecerán relajados, ahorrando así energía que será añadida a los músculos actuantes. El experto realizará sus técnicas aparentemente relajado, mientras que el alumno se agota contrayendo sus músculos de manera incorrecta.

Ahora bien, no caigamos en el error de tratar que el alumno novato realice todas sus técnicas relajado, porque lo que ocurrirá es que nunca aprenderá a concentrar toda su fuerza en un punto o en un momento dado. Lo mejor, al principio, es pedirle que se tense lo necesario, aunque esto suponga que se agote rápidamente. Tiempo habrá, después, de que trabaje más relajado.

Sobre la fuerza de retroceso

Toda acción hacia delante genera una reacción de igual fuerza, pero en sentido contrario.

Cuando golpeamos fuertemente un punto estable, sólido, se ejerce al mismo tiempo una fuerza en sentido contrario que trata de devolvernos el golpe a través del brazo o la pierna que ha golpeado. Si no somos capaces de frenar esta acción, sufriremos daños en las articulaciones y para evitar esto será necesario asentar firmemente el cuerpo en el momento del impacto, no antes. Deberemos también ejecutar un movimiento en sentido contrario, llamado Hikité en japonés, que se ejecuta retrayendo la parte corporal que no realiza el ejercicio.

Sobre la respiración

La respiración jadeante, entrecortada, motivada por un sistema nervioso alterado o un ejercicio intenso, nos da como resultado una respuesta ineficaz durante el tiempo de entrenamiento.

Nadie es capaz de efectuar un movimiento o esfuerzo durante el proceso inspirativo, ya que existe una gran relajación muscular y debe esperar a la expiración, en la cual es posible la contracción muscular necesaria.

Sacando fuerzas de flaqueza o controlando nosotros mismos la respiración, podremos pasar de una fase a otra cuando sea necesario e, incluso, realizar varios ataques reteniendo la respiración. También podremos inspirar parcialmente para pasar rápidamente al ataque y terminar el proceso respiratorio en los momentos de retroceso, que son los más adecuados para inspirar.

Por otra parte, hay que acostumbrarse a respirar con el abdomen, ya que de esta manera la respiración es más completa (así respiran los recién nacidos), el centro de gravedad baja proporcionándonos más estabilidad. Las mujeres, no obstante, no podrán respirar totalmente con el abdomen, dada su constitución que las obliga a respirar con el diafragma.

Los reflejos

La reacción instintiva ante un estímulo se llama reflejo, en el cual no hay ninguna actitud mental específica. Cuando nos aproximan fuego a los ojos o cuando nos tratan de pegar en los genitales, intervienen en nuestro cuerpo unos mecanismos defensivos que nos hacen evitar, con más o menos efectividad, el ataque.

Un deportista bien experimentado, lo único que hará en estos casos es evitar la agresión con una respuesta eficaz, adquirida durante el entrenamiento; habrá puesto en acción un reflejo adquirido. Aunque por desgracia, su efectividad puede quedar muy mermada si el sistema nervioso o sus emociones le juegan una mala pasada y pierde el control de sus actos. Sus reflejos adquiridos, entonces, quedarán anulados más de un 50% y quizá nunca llegue a utilizar sus mejores recursos técnicos.

De todos es sabido que un deportista sereno tiene todas las de ganar ante un adversario crispado, aunque este le aventaje física y técnicamente.
Una actitud serena nos hace ahorrar energías, nos permite observar mejor las técnicas del contrario, nos hace utilizar pocas pero efectivas técnicas y nuestro adversario nunca sabrá qué es lo que vamos a hacer a continuación.

Para que nuestros reflejos adquiridos puedan manifestarse, nunca deberemos elaborar una estrategia técnica preconcebida, ni pensar la serie de ataques o golpes que ejecutaremos a continuación de ser atacados. Hemos de esperar que nuestros reflejos nos indiquen en todo momento qué debemos hacer, como si fuéramos una pelota en el agua que todavía no sabe por dónde va a tirar; que está pendiente de lo que ocurra para dejarse llevar hacia uno u otro lado.

Esta actitud de vacío (como un vaso dispuesto a llenarse) no quiere decir que permanezcamos como dormidos, no; deberemos estar totalmente alertas, pero sin esperar nada en concreto, puesto que no sabemos qué es lo que va a hacer nuestro adversario.

SOBRE LA MUSCULACIÓN

La musculación debe hacerse como un medio para conseguir mejores resultados deportivos, y no como una simple ganancia en potencia o estética. Aunque un aumento del volumen muscular indica también que existe una ganancia en potencia, ésta no está en proporción directa al volumen y un individuo puede tener un desarrollo muscular extraordinario y ser incapaz de levantar un peso igual a otro deportista con menos volumen, pero mejor entrenado en ejercicios de potencia.

Un ejemplo de esto es la halterofilia, donde se requiere una potencia muscular extraordinaria para levantar los grandes pesos.

Un deportista de esta especialidad posee un buen volumen muscular, pero comparado con un culturista será siempre inferior, ya que se preocupan de un desarrollo armónico pero con gran volumen.

Vistas así las cosas parecería lógico que los culturistas fueran los mejores levantadores de pesos, pero no es así. Un campeón de halterofilia, con un volumen en perímetro de 41 centímetros en el brazo, es capaz de levantar 140 kilos, mientras que un culturista como el excampeón Steve Reeves con 48 centímetros en perímetro, no logró levantar nunca más de 105 kg.

Estas conclusiones muestran la necesidad de preparar el músculo única y exclusivamente para la potencia y que ésta sea aplicable al deporte que practicamos. En cada uno de ellos es importante la fuerza aplicada de una forma diferente y esta debe venir generada por la masa, pero también por el factor velocidad.

ENTRENAMIENTO EN CUESTA

Todo entrenamiento en cuestas produce un trabajo intenso en la musculación de piernas, y es un excelente medio de fortalecimiento cardiaco y un modo eficaz de adaptación metabólica al ejercicio. El ejercicio en subidas, que comienza siendo aeróbico (con suficiente oxigeno), termina siendo anaeróbico (sin oxígeno), a causa del sobreesfuerzo que hay que realizar para coronar la cima.

Al final, al llegar a la cima, nos recuperaremos trotando ligeramente cuesta abajo, para lograr una buena relajación muscular y la recuperación rápida del oxígeno consumido.

Las precauciones que debemos adoptar en este tipo de entrenamientos de musculación y resistencia, es la de comenzar efectuando un trote ligero de un kilómetro para buscar una buena irrigación muscular para, posteriormente, comenzar a subir por cuestas poco inclinadas. Serán los últimos minutos los que dedicaremos a las subidas más pronunciadas, debiendo realizarse esfuerzos a intervalos, corriendo y andando.

LA RELAJACIÓN

Cuando en un deportista se den los síntomas, todos o algunos, que voy a citar a continuación, será motivo para disminuir el ritmo de entrenamiento, ya que el agotamiento físico es inminente.

- Pérdida del apetito.
- Decaimiento general.
- Ojos hundidos y nariz afilada.
- Arrugas de reciente aparición.
- Irritabilidad, insomnio y cambios de carácter.
- Oposición a las indicaciones del entrenador.
- Pocas ganas de entrenar y frecuentes excusas para no acudir a las clases.
- Disminución de la libido y moderada impotencia.

Este sobre-entrenamiento puede ser compensado en parte con una relajación adecuada de los músculos esqueléticos, y también de algunos órganos internos.

Las zonas a las cuales hay que prestar atención, ya que son las más indicativas del grado de sobrecarga física del deportista, son las regiones del cuello, la vértebra número 12 (hacia arriba), y las zonas de la clavícula. El deportista realiza inconscientemente movimientos en estas zonas, que tratan de aliviar su exagerada tensión muscular. Un entrenador avispado puede percibir rápidamente estos síntomas y pedirle a su alumno que modere su entrenamiento o que se someta a masajes, ejercicios de yoga, ingestión de preparados polivitamínicos (en especial B-1 y B-6), sales minerales (calcio, potasio, magnesio) y medicamentos adaptógenos (polen, ginseng).

Al deportista hay que hablarle sobre lo que le está ocurriendo y someterle a una prueba de palpación, para averiguar las zonas dolorosas que deberán ser sometidas a relajación.

La relajación se puede realizar en grupos de 4 deportistas, con características iguales y en una sala con luz moderada y aislada totalmente de ruidos.

Se tenderán preferentemente de espaldas o como mucho, sentados y el instructor comenzará a indicarle verbalmente las zonas que deben relajar de una manera consciente.

Se empezará por las piernas, tronco brazos, hombro, cuello y cara, tratando de lograr que el cuerpo se hunda en el suelo como si poco a poco fuera adquiriendo un gran peso, debiendo prestar especial cuidado en aflojar las mandíbulas y el cuello ya que son zonas que suelen mantenerse tensas, incluso en estos ejercicios de relajación. La boca, por tanto, deberá permanecer ligeramente abierta, signo inequívoco de una buena relajación, y el cuello levemente ladeado.

Otras buenas maneras de relajarse son las siguientes:
- Tumbado boca arriba, un compañero le agarra por los tobillos y le sacude rápida y alternativamente las piernas.
- De pies, comenzar a soltar el cuello, hombros, brazos, espalda, para concluir con las piernas, ocurriendo, si el relajamiento ha sido perfecto, que el deportista se cae suavemente al suelo por efecto de la relajación total.
- De pie, entrelazar las manos y estirarlas hacia arriba todo lo que se pueda, levantando incluso los talones para llegar un poco más arriba.
- Tendido boca arriba, un compañero le agarra por los tobillos y otro por las muñecas, haciendo ambos una fuerte tracción en sentido contrario.
- También en el suelo, el deportista se relaja totalmente mientras un compañero le mueve todas las articulaciones lentamente y en toda su extensión.

- El masaje, percusión y demás métodos, requieren un adiestramiento previo del compañero y son también muy útiles.

CÓMO FUNCIONA NUESTRO CUERPO EN EL ENTRENAMIENTO

Es preciso tener en cuenta que la actividad muscular es el resultado de múltiples procesos metabólicos, tanto para el sistema muscular como para el nervioso. Los movimientos son el resultado de la acción neurológica sobre los músculos, y la continua ejercitación hace que se realicen los movimientos con la óptima economía de movimientos.

La contracción muscular se realiza en tres fases:

1. Transmisión del sistema nervioso a la célula muscular.
2. Contracción de las microfibrillas.
3. Relajación de la musculatura.

La orden nos llega desde el cerebro pasando por la médula espinal, los nervios y hacia la periferia. Después llega a la placa motriz terminal en la célula muscular, donde re realizan los complejos procesos bioquímicos que provocan el movimiento. La neurona, célula causante de todo de todo este proceso, está formada por la célula ganglionar, la fibra nerviosa y su vaina.

Diferentes tipos de fibras

El efecto que tiene el entrenamiento sobre los músculos es fácil de entender si analizamos las distintas fibras musculares, ya que cada una de ellas actúa de forma diferente. Existen tres tipos de fibras musculares, y cada individuo posee todas, aunque tiene una predisposición a utilizar más unas que otras.

Fibras glicolíticas o blancas:

Son de contracción rápida en fases cortas y en ellas la circulación sanguínea está disminuida, por ello la eliminación del ácido láctico y la sustitución del glucógeno degradado, está muy deprimido.
Son capaces de contraerse con gran rapidez y de realizar esfuerzos muy intensos, pero se fatigan enseguida. Obtienen su energía a partir de los lípidos.
Las fibras blancas son de mayor excitabilidad, más rápida contractilidad y diferente composición química. Por todo ello están especializadas en los trabajos anaeróbicos, donde existe poco consumo de energía, pero tienen en su contra, que forman abundante ácido láctico.

Fibras oxidativas o rojas:

Son lentas, con gran tono y destinadas a realizar ejercicios lentos y con muchas repeticiones.

Son las que nos proporcionan lo que entendemos por "fondo".

Al no poder almacenar oxígeno, precisan siempre un abastecimiento continuo y uniforme y el aporte suficiente de aminoácidos.

Cualquier profesor, con una observación superficial, puede saber enseguida cual es la constitución fibrosa de sus alumnos y procurar no obligarles a que ejecuten sus técnicas de una manera que no corresponda a su fisionomía. Al individuo que se cansa pronto habrá que pedirle que sea rápido, y viceversa.

Las fibras oscuras de reacción más lenta, tienen un contenido 5 veces mayor de mioglobina. Estas fibrillas se caracterizan por servir cómo depósito de oxigeno, por su alta actividad oxidante, por poseer un mayor contenido de mitocondrias y por realizar una mayor actividad enzimáticas. Su misión es actuar cuando hay un rendimiento prolongado.

Por último, tenemos la fibrillas de forma intermedia, cuyas cualidades se asemejan a las dos anteriores, según su composición química.

No solamente las cualidades de cada una y su composición química, es lo que las hace diferentes, sino también su función metabólica. Las fibras oscuras tienen mayor capacidad oxidante, las mitocondrias están multiplicadas y, según últimas investigaciones, son de mayor tamaño que las de fibras blancas; su misión está en actuar en los ejercicios aeróbicos.

Las blancas tienen una función anaeróbica por su capacidad glucolítica.

Los músculos con mayor número de fibras oscuras son adecuados para rendimientos muy prolongados (de resistencia). Por el contrario, los músculos con mayor número de fibras blancas, son más aptos para ejercicios de velocidad. Esto demuestra que la capacidad de cada individuo para realizar ejercicios de velocidad o de resistencia, está muy condicionado por el tipo de su musculatura. Por ello aunque por medio del entrenamiento podamos variar un poco los resultados, las funciones básicas del músculo son inalterables.

La cualidad que se desarrolla en el músculo depende del tipo de estímulo que recibe y lo podemos entrenar para: fuerza, velocidad, o resistencia. Para lograrlo hemos de conocer que las contracciones frecuentes y con poca carga aumentan la fuerza, mientras que las contracciones rápidas con poca carga la resistencia. Si observamos a un levantador de pesas, comprobaremos que su musculatura es gruesa y abultada, entrenada para la fuerza; mientras que la musculatura de un corredor es delgada, ya que está entrenada para la resistencia. Si deseamos aumentar la fuerza, la tensión debe ser alta.

Entrenamiento de fuerza

La fuerza del músculo depende principalmente de su perfil.

Se calcula que un músculo es capaz de levantar, por término medio, entre 4 y 10 kg. por cm2. Estas cifras pueden aplicarse a ambos sexos. Aunque el perfil es el factor más decisivo para el desarrollo de la fuerza, las investigaciones más recientes han demostrado que en el entrenamiento de fuerza, el aumento de la fuerza supera el del peso del músculo. Además, se supone que la fuerza no aumenta sólo por el engrosamiento de cada fibrilla muscular, sino también por la multiplicación de éstas.

En la actividad voluntaria, debido a la presencia de ciertos reflejos de protección, nunca se produce la contracción de todas las unidades existentes. Por eso calculamos la fuerza máxima en 10 kg. por cm2; si el mismo músculo es estimulado eléctricamente, puede desarrollar hasta 12 kg., porque de esta manera son eliminados los reflejos de protección.

Existen, por supuesto, varios factores que determinan la fuerza de un músculo. En primer lugar están las diferencias sexuales. Se supone que la fuerza muscular máxima de las mujeres es aproximadamente un 30% inferior a la de los hombres. Además, son importantes la edad y la constitución física; un individuo atlético posee ya de por si una mayor masa muscular, como también una mayor tendencia al engrosamiento por entrenamiento de fuerza, que el individuo asténico.

Con todo esto llegamos a la conclusión, de que al comienzo del entrenamiento de fuerza aumenta el espesor de cada fibrilla muscular por el aumento de las proteínas importantes para la contracción. Sólo cuando estas posibilidades están agotadas y el engrosamiento ha llegado a su umbral, se produce una multiplicación de la fibrillas. El engrosamiento se produce gracias al estímulo de contracción que se desarrolla con el trabajo isométrico o isotónico. Con esta dos formas fundamentales de entrenamiento (isométrico e isotónico), pueden hacerse múltiples combinaciones. Que se llegue a óptimos resultados depende de la fuerza, de la duración y de la frecuencia del ejercicio.

Los primeros resultados se obtienen con el trabajo de más del 30% de fuerza máxima, y con una duración entre 15 y 20 segundos. Con carga máxima, el tiempo de 2 a 3 segundos será suficiente.

Las influencias externas que nos rodean en el momento del entrenamiento de fuerza, también actúan sobre éste. Así, una alimentación rica en proteínas acelera el crecimiento de la masa muscular y también surtirá sus buenos efectos un consumo abundante de vitaminas. También desempeña su papel la radiación solar, ya que los rayos ultravioletas favorecen el aumento de fuerza.

Ya hemos mencionado que la fuerza muscular en las mujeres es aproximadamente un 30% inferior a la del hombre.

Por este motivo la musculatura femenina no sólo es menor, sino que presenta diferencias con las del hombre, de modo que el rendimiento de fuerza en la mujer suele alcanzar sólo del 55 al 80% de la fuerza del músculo masculino. Como consecuencia de ello, al final del entrenamiento, las diferencias musculares entre los sexos son aún mayores. La causa de esto reside en la influencia de las hormonas sexuales, las cuales inciden sobre todo en la musculatura de los miembros, y menos en la del tronco.

Son importantes, además, los resultados obtenidos con la intensidad del entrenamiento, en la conservación del incremento logrado con el entrenamiento de fuerza. Un aumento de fuerza obtenido rápidamente por el entrenamiento diario se pierde con la misma rapidez al suspender el ejercicio. En cambio, si el aumento de fuerza se obtiene de forma progresiva, la conservación es mayor, o sea, la pérdida de fuerza al suspenderse el ejercicio es mucho más lenta. Para lograr la fuerza máxima y que ésta dure, un entrenamiento de 3 sesiones por semana será lo adecuado.

Entrenamiento de Resistencia

En la mayoría de los ejercicios deportivos no sólo se necesita fuerza sino también resistencia, y ésta requiere un entrenamiento diferente a la fuerza. En la resistencia hemos de considerar como tema importante el no fatigarse, y como la fatiga depende del suministro de oxigeno, éste es determinante para la resistencia muscular.

Hay que tener en cuenta que con el trabajo dinámico hay una mejor irrigación sanguínea, que con el trabajo estático. La mayor falta de irrigación se alcanza cuan mayor sea la carga estática, por ello este tipo de ejercicios es perjudicial si se desea alcanzar mayor resistencia.

A esto hay que agregar, que con el trabajo dinámico existe una considerable dilatación de todos los vasos de la musculatura que trabaja. Durante el trabajo, el número de capilares abiertos aumenta de tal modo, que su volumen total puede superar en 240 veces el que tiene en estado de reposo. En un músculo entrenado para la resistencia, mejora la distribución de la sangre en el momento de trabajo.

Otro proceso que mejora el abastecimiento de oxigeno del músculo, y por lo tanto su rendimiento, es la multiplicación de los capilares y la consecuente ampliación de la superficie vascular donde se desarrollan los procesos de intercambio. El número de capilares se incrementan mucho más en la musculatura entrenada, y las fibras musculares aumentan su volumen.

El aumento de la capilarización mejora la resistencia, y hay que tenerlo en cuenta para el buen funcionamiento de la circulación, no sólo por ser responsable del incremento de irrigación, sino por el suministro de oxigeno que proporciona; llegando este aprovechamiento incluso a la periferia en estado de reposo.

La frecuente repetición de ejercicios realizados a máxima potencia, pero con una breve duración, mejora la resistencia.

Entrenamiento de velocidad

Una tercera manera de influir en el músculo es el entrenamiento de la velocidad. Este factor está condicionado, tanto por el sistema muscular como por el sistema nervioso. Para aumentar los rendimientos de velocidad es esencial, ante todo, el perfeccionamiento de la función del sistema nervioso. La buena utilización del movimiento mejorara la velocidad. El tipo de entrenamiento ha de estar entre el mejoramiento de fuerza y el mejoramiento de resistencia.

Lo esencial, para el aumento de velocidad, depende de la coordinación del movimiento, y su buena interacción con los distintos músculos. Por eso, los programas de entrenamiento de los corredores de corta distancia, contienen a menudo largas carreras de coordinación; así se practica una y otra vez la contracción muscular de forma óptima, dentro de los márgenes del movimiento. De este modo se consigue que los músculos antagonistas frenen el movimiento lo menos posible.

En definitiva, las adaptaciones musculares muestran la eficacia de las reacciones del organismo, ante los estímulos que le proporcionamos para mejorar la capacidad del músculo, y dar el rendimiento que se le exige.

CAPÍTULO 2

HABLAN LOS EXPERTOS

CONSEJOS DE
JOE WEIDER

El Principio Ecléctico
Aumente al máximo sus ganancias entrenando con potencia.

"En la década de los años 30, yo tomé un gran interés por conseguir el peso deseado entrenando con programas modernos de bodybuilding. Todas las personas a las que yo veía entrenar realizaban una única serie de 6 a 12 repeticiones en cada ejercicio de entrenamiento, ejercitando todas las áreas de su cuerpo.

En esos días, tuve la oportunidad de viajar y conocer otras formas de entrenamiento de diversos profesores de países como: Rusia, Alemania, Inglaterra, Francia y América; pero no conseguí ver diferentes entrenamientos, que no fuera a base de repetir los mismos ejercicios.
El entrenamiento que yo diseñé ha servido durante medio siglo, permaneciendo el mismo principio, basado en el trabajo del conjunto, en el que un bodybuilder puede hacer más de una repetición de

movimiento seleccionando un programa de entrenamiento. Si lo que él desea es conseguir una fuerza adicional y más masa muscular por ejemplo, él podría realizar de 3 a 5 repeticiones en cuclillas en vez de una"

Es increíble ver los resultados de algunos bodybuilders, cuando ellos comienzan el entrenamiento de Weider, denominado por él mismo como el "Sistema de Conjunto". Ellos lograron más progreso en 2-3 meses que algunos estudiantes "expertos" quienes abandonaron su propio sistema para continuar durante el método Weider durante muchos años.

ENTRENA SIN ABUSAR

Tan bueno como el Sistema de Conjunto es saberlo aplicar correctamente, y no hacer un mal uso de él perjudicando los músculos por exceso de entrenamiento. Yo estoy seguro que usted han visto veintenas de tipos en el gimnasio realizando 15 ó 20 sesiones totales de press de banca en un ejercicio de entrenamiento.
Esto es un error, y el abuso de trabajo en grupos musculares grandes, es una equivocación muy común. Los individuos que quieren lograr un desarrollo pectoral en muy poco tiempo, sólo consiguen un desarrollo pectoral deficitario, lejos del tipo de musculatura de pecho que ganaría todos los títulos.

Simplemente entrenando con pesos muy pesados, y haciendo un número determinado de repeticiones se puede lograr aumentar el músculo, y crear esa figura de campeón. Un bodybuilder que entrena de forma masiva en el powerlifting (levantamiento de pesos grandes) sólo conseguirá una tosca figura, pero nunca una bonita definición de líneas.

Si hablo así sobre el Principio Ecléctico, es porque yo desarrollé este principio y puedo aconsejar sobre el entrenamiento de estos ejercicios, ya que no basta con lograr masas enormes de músculo, sino conseguir resultados estéticos que sirvan de ejemplo para otros.

Si usted busca una figura simétrica y proporcionada, lo mejor será realizar un conjunto de 10 ejercicios que actúan sobre un grupo muscular y trabajarlo desde muchos ángulos, en vez de hacer 10 repeticiones de un único movimiento. Esto es especialmente cierto cuando usted ejercita cada grupo muscular en muchas facetas, y consigue aislar el resto, siendo la única manera de lograr esa figura.

Otro problema de hacer un ejercicio de entrenamiento único de 10 movimientos diferentes es que usted acaba por hacer una serie de ejercicios básicos. Por supuesto, que usted podría hacer sólo ejercicios en sentadilla, pero usted no va a un gimnasio simplemente para realizar sentadilla, sino que será necesario hacer también extensiones de piernas, abducciones y movimientos similares, que completen el entrenamiento de piernas.

Realizar diez conjuntos de trabajo ecléctico, puede ser más definitivo desde el punto de vista de desarrollo muscular, que hacer 10 x 10 del viejo entrenamiento. Si usted lo hace así verá aumentar sus músculos en forma, masa y densidad.

EL ENTRENAMIENTO DE PECHO

El trabajo del pectoral puede ser un ejemplo de un típico método Weider o Principio Ecléctico. Primero se escoge un ejercicio básico para el grupo muscular que va a ser entrenado, preferentemente un movimiento que acentúe cualquier área más débil, después se trabaja el resto del pecho. Si la zona superior de su pectoral está más baja que el resto, usted debería escoger un banco inclinado como su ejercicio básico, pero si su pecho carece de masa general, usted debería escoger el press de banca y realizar sobre el banco plano lo movimientos básicos de pecho. Después de haber seleccionado cuál va a ser el ejercicio básico, realizar dos ejercicios suaves como precalentamiento, tratando de realizar después 15 a 20 repeticiones de cada conjunto. No ha de olvidar estirar los músculos pectorales trabajados entre cada conjunto realizado, así como hacer los ejercicios de pirámide, los cuales consisten en ir disminuyendo las repeticiones en orden descendente, 12, 10, 8, 6 ... a la vez que aumentamos el peso sobre la barra después de cada conjunto añadiendo entre un 10 y 15% de peso.

Es esencial para este ejercicio mover la barra lentamente, nunca haciendo rebotes o sacando el peso fuera del pecho. La finalidad está en forzar los músculos; que sean ellos los que levanten el peso.

Una vez usted ha trabajado hasta un peso máximo su ejercicio básico, usted comienza la sección ecléctica de su rutina, que puede consistir en varios conjuntos de 4-5 movimientos adicionales. Combinando masa, definición y aislamiento en los movimientos de aquellos músculos en los que usted quiere conseguir destacar.

El número real de ejercicios que usted desempeña en el principio ecléctico de su rutina depende, por supuesto, de la capacidad motivadora, de la recuperación, y de sus niveles. Escoja ejercicios de los que pueda realizar por lo menos una vez cada 2-3 ejercicios de entrenamiento.

El único problema para el entrenamiento de rutinas eclécticas es contar con el equipo adecuado. Tras programar los ejercicios de entrenamiento eclécticos, hemos de decidir las horas del día en que se va a llevar a cabo y ser disciplinados con este horario. Luego, escoger un horario en que el gimnasio esté más vacío para así poder disponer de todo el equipo necesario. Con esta forma de entrenamiento ecléctico, usted conseguirá un músculo de alta calidad y una ganancia de masa densa, bien formada y definida. Debido a la variedad de programas, el entrenamiento no será un aburrimiento.

El Principio Ecléctico Weider usando sólo los medios disponibles:

También puede ser aprovechado utilizando pesos pesados, medios y movimientos libres. Elabora un programa para estimular un músculo en el mismo ejercicio de entrenamiento. No realice las habituales rutinas de entrenamiento tradicionales, y elabore una nueva variedad de técnicas, para así lograr que sus ejercicios de entrenamiento sean novedosos y los músculos adquieran un mejor crecimiento.

Olvide entrenar con pesos livianos, ya que los resultados que conseguirá también serán demasiado pequeños. Usted debe tener claro en su mente que la única manera para crecer y cambiar su figura está en los ejercicios de entrenamiento pesado.

Por supuesto usted es consciente que el entrenamiento pesado constante aumentará mucho sus posibilidades de lesionarse. Es cuestión de habito y progreso. ¿Qué es lo perfecto? Usted podría decir: "Por lo menos yo seré grande." Ya, seguro. Hasta que usted rasgue un bíceps, y deje de entrenar.

Si usted piensa que el entrenamiento con peso pesado es la manera única para hacer crecer sus músculos, yo tengo noticias para usted. Usted es un candidato a la lesión. De hecho, los períodos de entrenamiento con un peso liviano, alternados con los ejercicios de entrenamiento de peso pesado y moderado pueden ayudar a conseguir cambios drásticos en su figura.

Además, usted debe saber que el entrenamiento con peso liviano puede ser duro física y mentalmente.

Use su mente para mejores resultados:
¿ Ha entrenado usted siempre un peso liviano y lo siente pesado? No se considere un tonto, ya que en verdad muchos de los mejores bodybuilder han usado pesos livianos para desarrollar su mente. Así se consigue aislar el músculo extraordinariamente. Ellos son capaces de sentir, apretar y bombear cualquier músculo con pesos livianos consiguiendo resultados soberbios.
La llave para desarrollar esta mente y lograr el nexo con el músculo es el foco, la concentración. Verdaderamente la mente lo es todo y el entrenamiento con pesos livianos es la mejor manera para aprender cómo hacer que la mente adquiera ese foco de conexión con el músculo.

El peso liviano para principiantes:

Usted ya sabe algo sobre el entrenamiento para principiantes. Hace años Joe Weider diseñó algunos modos de entrenamiento para los bodybuilders, que usándolos como directivas puedan desarrollar sus músculos. Aquí detallamos algunos de los mejores principios para realizar su entrenamiento con su peso liviano.

El Principio N°1

La Velocidad Variable con repetición

Muchos bodybuilders entrenan con lentitud las repeticiones. Algunos usan un ritmo moderado y otros hacen una repetición después de otra muy rápidamente. Sorprendentemente, mucha rapidez no tiene los mismos resultados con relación al esfuerzo realizado.

Los que eligen un ritmo lento entrenan cada repetición durante 10 segundos, concentrándose en un solo músculo y acortando la fase entre 5 y 7 segundos. Creen que empleando un sistema lento de repetición la fuerza se utiliza para perfeccionar la forma, de esta manera, hacen que un músculo trabaje más duramente. Sin embargo, yo pienso que un músculo responde mejor aún cuando el duro trabajo lo distribuimos sobre un período determinado. Usando peso más liviano y completando más repeticiones consiguen la forma en un período más corto; o por el contrario trabajar con pesos pesados en períodos ligeramente más largos.

Muchos bodybuilders de los que usan el entrenamiento con peso liviano consiguen los grandes resultados cuando usan la combinación de los tres ritmos dentro de cada ejercicio de entrenamiento. El resultado final: de cualquier manera, la forma en que usted consigue la mejor contracción de músculo esa es la manera más idónea para usted.

El Principio N° 2

Estos son simplemente dos de los ejercicios detallados paso a paso, enfocados a dos diferentes partes del cuerpo. Estas rutinas se pueden realizar con peso pesado o con peso liviano.

El pecho y espalda
Con el press de banca inclinado se hacen 10 repeticiones, luego en remo 8 repeticiones.

El bíceps y tríceps
En Curl Scott realizar 12 repeticiones, luego en Press francés 20 repeticiones.

El Principio N° 3

Esta es una serie de tres de ejercicios, comúnmente para la misma parte, realizado paso a paso. Los conjuntos incluyen:

El Pecho
Inclina el press y se hacen 6 repeticiones, luego en banco plano 12 repeticiones.

Espalda
Con la barbilla arriba nunca encorvada y sentado sobre el remo realizar 10 repeticiones.

El Bíceps
En Curl concentrado realizar 12 repeticiones.

Tríceps
Haciendo en Press elevado 8 repeticiones y en Press sentado 15 repeticiones.

Pierna
Realizar 12 repeticiones realizando la sentadilla, luego trabajar Curl femoral para la extensión de pierna 10 repeticiones.

¿Cree que son muchas repeticiones?
Realizar menos no le llevará a conseguir los resultados deseados. Piense en realizar 25 repeticiones de sentadilla, 40 repeticiones de press de pierna, y 50 de pierna lateral. Sólo pensarlo te hace creer que no lo harás, todo es un obstáculo psicológico. No te pongas esa barrera psicológica, piensa en los resultados y adopta una actitud con buena expectativa y energía positiva al igual que has de hacer en todas las áreas de tu vida.

Después de un buen precalentamiento, es aconsejable empezar por un peso moderado y hacer algunas rutinas que no te lleven al agotamiento inmediato. Acumula energía para continuar las rutinas y poder repetir 4 ó 5 conjuntos con descansos de 45 segundos.

Descendiendo conjuntos

Este principio es también conocido como pirámide.

Podemos poner un ejemplo en el trabajo de extensión de pierna. Después de un precalentamiento bueno, ir al peso moderadamente pesado que puedas hacer para 6- 8 repeticiones. Tan pronto como termines el conjunto, reduce el peso en un 10-20% y haz otras 6-8 repeticiones. Reduce el peso nuevamente en un 10-20% y haz otras 4-6 repeticiones. Finalmente, reducir el peso en un 25 -50% y hacer sólo las repeticiones que sean posibles.

Una forma especial para el desarrollo

Usted ha llegado al límite, trabajando las rutinas, y cree que ya no puede continuar, pero en cambio puede seguir con pesos más ligeros, incluso sin peso alguno. Después de reducir hasta el mínimo verá que los resultados son óptimos.

Ciclos de entrenamiento

El entrenamiento con pesos livianos, es aún mejor si alterna con períodos de trabajo de peso pesado y moderado. El entrenar con ciclos hace que el cuerpo se adapte mejor. Puede comenzar con ejercicios de entrenamiento alternados durante cinco semanas, y la sexta descansar totalmente, para que el cuerpo se recupere. Luego comenzar otro nuevo ciclo entrenando moderadamente pero este durará 6 semanas y así sucesivamente.
Todos en algún momento del entrenamiento nos sentimos frustrados, y pensamos en abandonar,

pero recuerde, cualquier meta que se haya puesto, manténgala en su mente, contemple la figura con la que ha soñado, y usted puede lograrlo. Ahora tiene las herramientas y los conocimientos necesarios, sólo tiene que lograr los resultados.

CONSEJOS DE
ARNOLD SCHWARZENEGGER

Estos consejos han sido repetidamente manifestados por Arnold a lo largo de su vida como culturista, y creemos que merece la pena volver a recordarlos, ya que hoy día siguen vigentes.

Sobre los eslabones musculares más débiles

Todo músculo tiene zonas más fuertes que otras en su recorrido, lo cual hace que durante el recorrido del movimiento se trabajen igual zonas fuertes y débiles. Yo probé a trabajar las zonas débiles durante algún tiempo y solamente logré problemas y lesiones. Si quiere mejorarlos hay que utilizar pesos pequeños, ya que de otra manera se castigarán las articulaciones y los tendones.
El método mejor es, primero, conocer en qué momento del recorrido aparece una zona débil. Segundo, cuando sepamos que llegamos a esa zona, damos un impulso para sobrepasar esa zona con rapidez. Haciéndolo así lograba seguir utilizando pesas grandes sin problema para las partes débiles.

Como ejemplo y suponiendo el ejercicio "Curl" de bíceps, en el cual hacemos ocho repeticiones con un gran peso, las cuatro primeras se harán a velocidad normal. Cuando lleguemos a las cuatro siguientes y entremos en la zona muscular débil, daremos un impulso para sobrepasarla cuanto antes. Así conseguiremos terminar la serie sin problemas y con el peso deseado.

En las dominadas tras nuca la parte más débil es la parte final, ya que tenemos mucha más fuerza al principio. Lo que hago son medias dominadas con peso colgado de mi cinturón, para trabajar los dorsales, y cuando la quiero completa, bajo a un peso más ligero. Lo que trato de evitar es bajar del todo y sobrepasar después la nuca rápidamente.

En los ejercicios para el deltoides con mancuernas, he notado que el eslabón débil está al principio del movimiento; por lo que flexiono un poco los codos al comenzar la elevación de los brazos y a partir de ahí los estiro totalmente y finalizo el movimiento. De no hacerse así e insistir en subir con los brazos totalmente estirados desde el principio, las lesiones de codo serán frecuentes a no ser que utilicemos pesos muy pequeños. Quiero insistir mucho en la debilidad congénita del codo y que evitemos sobrecargarlo en cualquier ejercicio en que esté involucrado, como ocurre cuando trabajamos el pectoral en el banco plano.

Respecto a la polémica sentadilla, el problema es similar ya que la mayoría de la gente no se da cuenta que la parte más débil es la posición de sentadilla completa. Tratar de incorporarse lentamente desde abajo del todo, es un gran error, a no ser que hagamos rebotes. Es mejor evitar el punto muscular débil y hacer media o cuarta sentadilla, utilizando pesos muy grandes. Después podremos utilizar la sentadilla completa, pero con pesos mucho más livianos, con lo que conseguiremos, además, dar relieve por encima de las rodillas. Repito, si queremos hacer sentadilla completa hay que subir con rebote o trabajar pesos pequeños.

Haciendo movimientos con impulso, conseguiremos, además, alargar los músculos y evitar lesionar las zonas más débiles.

Un consejo que quisiera dar a todo el mundo es que no sean muy matemáticos haciendo pesas, y que se dejen guiar por su instinto. Es importante experimentar con uno mismo y con toda clase de aparatos; aunque personalmente prefiero las pesas tradicionales. Hay que incrementar los kilos poco a poco, pero no hasta el punto en que no puedas controlar el peso o que no puedas hacer un mínimo de 10 repeticiones.

Pensamientos negativos

Es muy normal que cuando acudimos al gimnasio a entrenar los primeros minutos del ejercicio sean especialmente desagradables. Nos preguntamos porqué estamos ahí y si no sería mejor dejarlo para mañana. Eso ocurre porque los músculos están aún fríos y hay que esperar a que hagan contacto.

El problema surge cuando no sabemos si verdaderamente esa sensación de cansancio y de abandono es pasajera o, por el contrario, si es que nuestro cuerpo nos demanda descanso. Es bueno cuando estamos sin ganas de entrenar el mirar a la gente que está a nuestro alrededor, con sus cuerpos llenos de sudor; o también pedir a alguien que compita con nosotros hasta que uno de los dos queda agotado. El ejercicio no debe ser aburrido nunca y tenemos que estimularnos continuamente con algo.

Salvo en épocas de competiciones importantes, es normal que nos planteemos cuestiones como "¿estoy en buena forma?" o " ¿estoy cansado y debo abandonar?". También me pregunto a veces si merece la pena tanto esfuerzo y sacrificio. Estos pensamientos negativos no tienen cabida en una persona que aspire a triunfar o a ser el mejor.

Entre el dolor y la fatiga

Siempre que empezamos a sentir dolor nuestros músculos nos exigen que paremos. Yo no lo hago y como pienso que el dolor es progreso, continúo y lo convierto en una experiencia positiva. No pretendo olvidar   que me duele, sino que lo siento como algo bueno y que por fuerza tiene que llegar con el entrenamiento. Cuando comienza el dolor es cuando empieza el verdadero entrenamiento.

Pero no nos confundamos. El dolor puede aparecer pronto, pero no ser indicio de fatiga. Solamente cuando vayan unidas las dos cosas deberemos abandonar. No obstante, cuando lleguemos a lo que consideremos nuestro punto límite debemos hacer aún alguna repetición más; una o quizá hasta cuatro, o más hasta que verdaderamente estéis agotados. Tener en cuenta que los músculos no parecen querer obedecernos y hasta se enfrentan a nuestra mente. Si quieres dominarlos hay que luchar contra el dolor que es su mejor arma para obligarnos a obedecerles.

Engañar a los músculos

Cuando estás cansado y con deseos de abandonar te puedes decir a ti mismo: "bueno, solamente dos repeticiones más". Pero después llegas incluso hasta seis. El motivo es que los músculos son vagos y nos hacen creer que están cansados y que debemos descansar, cuando todavía pueden continuar bastante tiempo más. Cuando esto ocurre aumento los kilos, me concentro, y mi mente les dicen que son capaces de trabajar con más kilos. Si estoy yo mismo convencido responden perfectamente a mi nueva demanda.

Me doy cuenta que cada músculo es diferente y que algunos experimentan antes la fatiga. El bíceps y el deltoides, por ejemplo, tardan mucho en cansarse y otros, como cuando hacemos sentadilla, nos hacen asfixiarnos incluso antes de que sintamos fatiga. Si es así, deberemos trabajar más los músculos de las piernas.

Cuando hacemos dorsales con polea es normal que se canse antes la mano que los dorsales, aunque la gente termina creyendo que son los dorsales los fatigados. Hay que tener en cuenta que parte de la fuerza la hacemos con los brazos y las manos y es lógico que se cansen pronto, ya que los tenemos hacia arriba, lo que dificulta el riego sanguíneo.

Es importante utilizar agarraderas en aquellos ejercicios en los cuales las manos se cansen pronto. Haciéndolo así descubriremos fuerzas que parecíamos no tener. Podremos utilizar más peso y hacer más repeticiones, sintiendo que el dolor llega entonces a los dorsales. Esto se nota bastante en el remo, en el cual las manos se cansan antes que los dorsales. Al utilizar agarraderas la potencia se transfiere a la espalda, y podremos entonces rebasar la barrera del dolor en esos músculos.

Hay músculos que nos hacen sentir dolor enseguida, pero es porque se congestionan pronto. Los gemelos, por ejemplo, responden rápidamente al ejercicio y no es necesario hacer muchas repeticiones con ellos. En pocos días mejoran extraordinariamente.

Cuando estemos agotados podemos hacer poses o contracciones isométricas, sin peso alguno. Una sesión larga de contracciones pueden ayudarnos a crecer nuestros músculos en un tiempo récord, ya que aumentan sensiblemente la presión sanguínea en ellos. Efectuados antes de una exhibición son casi imprescindibles, ya que, además, dan a los músculos aspecto de roca. Los ejercicios isométricos mejoran además los tendones y pequeños grupos musculares que no se pueden ejercitar con pesas a causa de su fragilidad o situación.

Para mejorar el tríceps (Braquial)

Aunque la gente tiene preferencia por trabajar el bíceps y mostrarlo para dar una prueba de su preparación física, el tríceps es un músculo igual de importante. Hay que tratar que tenga forma de herradura y que posea estriaciones laterales bien definidas.

Es importante, si queremos mejorar el volumen, no utilizar grandes pesos para trabajar este músculo ya que de hacerlo así obligaremos a emplear más músculos y no conseguiremos el efecto deseado. Si trabajamos el tríceps en la polea y ponemos demasiado peso, obligaremos a utilizar también a los pectorales e incluso a los abdominales, dejando para el tríceps solamente un diez por ciento del trabajo. Si utilizamos pesos pequeños o nos alejamos bastante de la máquina para no utilizar todo el cuerpo, conseguiremos aislar el músculo en cuestión.

Otro defecto de este tipo se observa en el Press Francés acostado, en el cual se suele llevar el peso por encima de la cabeza, lo que es un error. El peso debe descender hasta un punto situado encima de los ojos y luego estirarlo en línea recta. La diferencia entre hacer el ejercicio sentado o en pie es que así el tríceps se estira, desde el principio y se realiza un recorrido completo. Si hacemos el movimiento por encima de la cabeza se restringe el impulso.

Cuando nos ponemos sentados para hacer el Press francés evitamos tensiones en la espalda y apoyándonos en un soporte evitamos también el impulso

En los ejercicios para el tríceps es importante no hacer impulso, ni utilizar pesos grandes. Al estar compuesto de tres cabezas, el tríceps es un músculo muy peculiar y requiere ejercicios muy específicos y que le aíslen del resto de los músculos. Una manera de saber si en verdad hemos trabajado correctamente son las agujetas del día siguiente. Si nos hemos limitado a ejercitar el tríceps y notamos dolores en otros músculos, está claro que deberemos cambiar de tipo de trabajo.

Yo no tengo una sola manera de trabajar el tríceps y suelo trabajarlo junto con el bíceps en superseries, o después del deltoides. Lo importante es experimentar y no limitarse a mirar libros, aunque en ellos encontremos referencias muy actuales. Cada cierto tiempo tendremos que cambiar nuestros ejercicios o al menos alguna parte de ellos, para no aburrirnos ni limitarnos. Además, con el paso del tiempo iremos averiguando cosas sobre nuestro propio cuerpo que antes no sabíamos.

Personalmente, trabajo el tríceps con mayor intensidad que el bíceps porque creo que es menos sensible al entrenamiento y necesita más constancia. Quizá sea porque tiene tres cabezas.

Una pauta de entrenamiento puede empezar con 20 repeticiones por serie en jalones de polea con una barra curva y subiendo y bajando con plena concentración.

Después, en el press francés sentado hago 5 series de 12 repeticiones, bajando el peso con lentitud pero sin detenerme y regresando a la posición inicial sin brusquedades. Posteriormente y si no estoy muy cansado, hago extensiones con la mancuerna en un brazo hasta un total de 12 repeticiones. Procuro bajar el peso detrás de la nuca y mantener el codo bien pegado al rostro. Para finalizar hago fondos en las paralelas, pero poniendo las manos detrás para aislarlo del pectoral. Diez repeticiones con un peso extra y 20 más sin él, son un buen complemento al ejercicio.

Sobre la polémica sentadilla

Soy consciente de que la sentadilla es muy criticada y se dice que provoca muchas lesiones. Esto es posible si se hace mal y no se tienen en cuenta ciertos detalles, pero el hecho de que se haga en multitud de deportes ya explica su importancia.

Realizada con eficacia y sentido común nos aumenta la fuerza, la potencia, la velocidad en las piernas y hasta la resistencia, sin olvidar el aumento del tamaño de los muslos. Siendo este último factor el que más interesa a los culturistas.

Lo primero que hay que tener en cuenta es que su práctica nos hace ganar peso y esto quizá no sea deseable en algunos casos, al menos en otros deportes. Para los que se dedican al culturismo, la ganancia de peso nunca es negativa.

Para hacerlo bien y de una manera completa y segura, debemos tener en cuenta que al mismo tiempo que mejoramos los muslos, con este ejercicio también mejoraremos los glúteos si la hacemos mal. Unos glúteos muy desarrollados en un culturista varón nunca son recomendables.

La media sentadilla consiste en colocar la barra sobre los hombros, flexionar los muslos hasta la horizontal y regresar al punto de partida. Para evitar lesiones, es importante tener un banco detrás de nosotros.

La sentadilla de tensión consiste en no hacer todo el recorrido sino solamente las tres cuartas partes del movimiento, tanto al bajar como al subir.

Otras modalidades son la sentadilla de salto, la frontal con la barra colocada en el pecho, la sissy con la cadera hacia delante, la hack con la barra entre las piernas y la de una sola pierna.

Cualquiera que sea la modalidad escogida hay que tener en cuenta la posición de los pies, ya que si los ponemos paralelos y próximos entre sí mejoraremos la curvatura del cuádriceps; pero deberemos poner un taco en los talones para mantener el equilibrio. Si, por el contrario, separamos los pies la mejora la notaremos en la parte interna del muslo. Personalmente prefiero la máquina de sentadilla en vertical, ya que así me concentro en la pierna, olvidándome de los pies. Con la espalda rígida, los pies separados 30 centímetros y las rodillas hacia delante hago sentadilla de tensión.

Respecto al peso, prefiero un peso menor y una gran concentración. Los principiantes deben empezar siempre por la sentadilla paralela e ir incrementando el peso a medida en que vaya aumentando la masa muscular, no la resistencia. Todos, los veteranos y los principiantes, deben experimentar con diferente separación de los pies, hasta encontrar la que le sirve a él.

Es bueno llevar cinturón pero no demasiado apretado, y si les preocupan las agujetas deberán tomar una sauna después del ejercicio.

Un ejercicio propio

Hay un tipo de ejercicio que ya lleva mi nombre, el cual creo que es muy interesante. El Press Arnold afecta a los mismos grupos musculares que el Press normal con mancuernas, pero proporciona unos resultados mayores.

Se sujetan dos mancuernas algo pesadas en la posición final del Curl con mancuernas, y se extienden las manos hacia abajo todo lo que sea posible. A continuación, se giran levemente las manos mientras se elevan para que las palmas queden hacia delante en la mitad del recorrido. Es importante, para no bajar la tensión del deltoides, no estirar los brazos cuando se llegue a la posición final.

CONSEJOS DE
JEAN CLAUDE VAN DAMME

Ya es bien sabido que Jean Claude Van Damme saltó a la fama con su primera película " Retroceder nunca, rendirse jamás"; y que su ascenso fue verdaderamente meteórico. Lo que no sabemos con tanta certeza es lo que hizo justo unos años antes de dedicarse al cine en América, ni cómo fue su andadura por Europa en pos de la popularidad.

Lo cierto es que un día del año 1982, llegó a Francia un joven belga de nombre Jean Claude Van Varenberg y demandó una oportunidad a la prensa para demostrar que la musculación no estaba reñida con la eficacia en las artes marciales, ni la elasticidad. Se presentó de improviso en una revista especializada, más o menos diciendo algo así: "¡Hola!, Soy belga, practico el karate y full, aunque también hago culturismo. El músculo es para mi un aliado y no un enemigo".

Qué duda cabe que por aquél entonces había un montón de deportistas deseosos de salir en la prensa, algunos con más cualidades que otros, pero algo debió ver en este hombre el periodista para darle una oportunidad y poder demostrar lo que decía. Cuando lo tuvo delante de sí vio un joven rubio, fuerte, musculoso, elástico y rápido en las técnicas.

A simple vista parecía que lo que afirmaba era cierto, y que la excepción iba a confirmar la regla. Con una sonrisa en los labios que descubría unos dientes homogéneos, añadió:

-Mi caso es excepcional, y se debe a que no he seguido nunca las directrices de los entrenamientos tradicionales. Los considero especialmente peligrosos y he preferido investigar por mi cuenta.

"En el año 1973 yo no era nada más que un joven alumno, que me ponía el uniforme blanco de karateca y nada podía hacerme pensar que mis músculos podrían crecer como lo hicieron. A los doce años de edad yo ya practicaba el karate con asiduidad y a los dieciséis dos nuevas actividades se sumaron a las artes marciales: la danza clásica y la musculación. Yo estaba muy interesado por la escuela artística Mudra y veía las posibilidades de llegar a ser algo importante como bailarín. Mi entusiasmo fue tal, que la danza era todo para mí hasta que descubrí el Full contact a la edad de dieciocho años. En ese mismo momento la danza desapareció de mis inquietudes y mi vida se centró en el combate.

Mi cuerpo empezó a cambiar vertiginosamente y en tres años gané 25 kilos de masa muscular, habiendo abandonado totalmente el karate. Practiqué duro con las mancuernas y las pesas, haciendo series de seis y diez repeticiones con máxima carga, alternándolo con largas series de elasticidad.
Yo hacía el mismo programa durante tres días seguidos y los otros tres lo cambiaban totalmente; destinando los domingos a la respiración y la recuperación.

El programa podría ser, lunes: comenzar con musculación de piernas especialmente para el cuádriceps, el tórax y los antebrazos. Reposar, comer, y hacia las tres de la tarde hacer treinta o cuarenta kilómetros de footing suave. Después estirar largamente piernas y abdominales.

Martes: trabajar los músculos de la espalda y hombros. Al medio día hacer técnicas de piernas al aire, muy suave, haciendo media hora de movimientos al ralentí para mejorar el equilibrio y la precisión en los golpes. También hay que trabajar el saco para mejorar la pegada, pudiendo terminar con quince minutos de pelea con sparring entre las cuerdas.

Miércoles: musculación de brazos, de cuello y pantorrillas; a continuación trabajar técnicas con sparring. A medio día, dedicarlo solamente a elasticidad.

Este ciclo se puede repetir los otros tres días de la semana, aunque ello implica dedicarse casi por entero al deporte, lo que es prácticamente imposible para la mayoría de la gente. También es muy importante tener un perfecto conocimiento de la anatomía y de la dietética, sin los cuales es imposible lograr un progreso alto, al menos para que podamos destacar sobre la mayoría de los practicantes".

Para demostrarnos sus perfectos conocimientos sobre el cuerpo humano, Van Damme siguió hablándonos así:

"Es importante conocer cuáles son las posibilidades que tenemos para aumentar nuestra fuerza, ya que es obvio que incluso con un mismo entrenamiento unas personas mejoran más que otras. Sabemos que existen dos clases de músculos, los blancos y los marrones, los cuales adoptan toda clase de formas, largas, cortas, gruesas, etc. Unas están reservadas para las funciones vegetativas, automáticas, y otras para la acción.

La facultad característica de un músculo es que se puede contraer, dependiendo ésta contracción del impulso nervioso. La acción de la minúscula célula muscular que transmite la energía química es mal conocida, aunque cómo se transmite su acción a través de los nervios no lo es. Cuando enviamos un mensaje nervioso a un músculo, esta onda libera el movimiento del músculo mediante una contracción; hecho que se puede repetir cientos y hasta miles de veces seguidas en un músculo estriado.

Los trabajos con pesas mejoran una parte de los músculos destinada a ejercicios violentos, y mejoran el flujo sanguíneo y la acumulación de ácido láctico; aunque de no hacerse bien provocan asfixia en el músculo y lo pueden esclerosar, esto es, hacerlo duro, poco flexible y, por tanto, muy lento. Los músculos deben respetar, además, al corazón y darle tiempo a que se acondicione al esfuerzo, evitando el sufrimiento cardíaco el cual se puede detectar por el aumento de las pulsaciones. Una arritmia (latidos irregulares) o una bajada de tensión, nos dirán claramente que estamos entrando en una forma peligrosa para nuestra salud.

Para mejorar las cualidades cardiovasculares, no hay nada mejor que el footing practicado al aire libre. Con él compensaremos la pobreza en oxígeno de las salas de entrenamiento. Aunque el trabajo en el gimnasio es cómodo y nos permite alternar el tipo de entrenamiento, no debemos olvidar el aumento de la oxigenación que produce el trabajo en el campo,; el cual aumenta nuestro rendimiento general, así como nos evita sobrecargar demasiado al corazón.

El trabajo de las pesas ha de ser positivo, y los nuevos campeones del contacto pleno realizan duros entrenamientos con ellas, pero con cordura y sabiduría. Hay que evitar trabajar los músculos en una sola posición; lo cual nos producirá una extensión incompleta y nos limitará sensiblemente la elasticidad.

Cuando el músculo aumenta de tamaño por fin crea una nueva fibra muy fuerte, y más dura. El problema que puede aparecer entonces es que los tendones no estén capacitados para ese aumento de carga, y se puedan romper con facilidad o desgarrarse. Para ello es importantísimo realizar los movimientos en toda la extensión que permita la articulación.

Tampoco debemos intentar progresar en pocos días, ni obsesionarnos mirándonos cada hora en el espejo para ver nuestro progreso. Todo lo que se consigue con rapidez decae con la misma velocidad, y necesitaremos muchos meses para que nuestra apariencia cambie sustancialmente y la podamos mantener con facilidad.

El entrenamiento debe ser completo y nunca un trabajo con pesas debe sustituir a uno de técnica o saco, ya que de ser así estaremos logrando una musculatura de plástico, muy estética, pero nada eficaz para el combate. Hay que lograr una buena relación fuerza-vitalidad, ya que si nuestro entrenamiento nos deteriora la salud por exceso de trabajo o poco descanso, en pocas semanas perderemos todo lo ganado e incluso caeremos enfermos. Muchas personas que entrenan más de lo que su cuerpo les permite, aunque sus músculos aumenten, no resisten apenas más de dos asaltos al contacto, y sufren fracturas con facilidad. Cada persona debe averiguar cual es su límite físico y psíquico a la hora de entrenar.

Una alternativa al entrenamiento cuando estamos con pocas ganas o sin haber descansado lo suficiente, son los ejercicios isométricos, aunque para realizarlos debemos tener amplios conocimientos sobre palancas óseas y músculos. Mediante ellos podemos lograr un gran fortalecimiento de los tendones y aumentar rápidamente la definición muscular. Además, en mi caso, el haber practicado la danza me ha ayudado muchísimo ya que no soy nada rígido y mis movimientos son más estables que los de la mayoría. Se la recomiendo a los verdaderos profesionales."

CAPÍTULO 3

EL EQUILIBRIO

El equilibrio es sin duda el más importante de los principios físicos de la mecánica que se relacionan en las técnicas deportivas.

En el lenguaje deportivo es llamado balance, estabilidad, posición. De hecho, cualquier tipo de movimiento corporal o de postura implica el funcionamiento de algún principio de equilibrio. Un caso claro vendría a ser el sentarse o levantarse de una silla. Caminar por ejemplo, no es nada más que una caída interrumpida que consiste en la pérdida y la recuperación del equilibrio.

El equilibrio es un estado de descanso del cuerpo. Si se desea un alto grado de inmovilidad, entonces debe adoptarse una posición que proporcione gran estabilidad, en la que sea difícil mover el cuerpo. Un ejemplo es la del luchador cuando está a la defensiva. Si lo que se desea es romper el equilibrio fácilmente, conviene una postura con un grado de estabilidad escaso. Como ejemplo, pueden tomarse las posiciones de los nadadores o de los atletas de pista.

A diferencia de lo anterior, en muchas actividades es deseable una posición que permita al participante moverse rápidamente hacia cualquier dirección y que al mismo tiempo proteja la posibilidad de ser desalojado con facilidad.

En este caso el estado de equilibrio está en algún punto entre los dos extremos. La postura del jugador de béisbol en la defensa, listo para capturar y devolver la pelota bateada que puede llegar a su área. El corredor listo para avanzar o regresar a su base, el jugador a la defensiva apostado para hacer frente a las maniobras del oponente. Y el jugador de frontón que espera la jugada del contrario, son ejemplos de situaciones en las que el participante debe estar bien equilibrado, y al mismo tiempo en una posición que le permita arrancar con gran rapidez hacia cualquier dirección.

La posición desde la cual un jugador o peleador puede moverse en cualquier dirección es aquella en la que los pies están separados a la misma distancia que los hombros y no hay balanceo a ningún lado, estando el peso distribuido por igual en ambos pies y la planta del pie y el talón firmemente apoyados. Las rodillas flexionadas formando un ángulo que va entre los 90° y los 120°, dependiendo del grado de flexión y de la fuerza músculo cuádriceps.

Los resultados de esta conclusión son particularmente importantes, dado que muestran que el participante no apoya su peso en la punta del pie sino que lo distribuye de manera uniforme en la planta de sus pies, y se mantiene a la espera de su acción con los talones tocando el suelo. En otras palabras, la expresión «mantenerse en la planta de los pies», no debe ser tomada literalmente, refiriéndose más que nada a la necesidad de estar alerta.

Lo explicado anteriormente ha tenido como objeto indicar el procedimiento para relacionar el principio de equilibrio con técnicas de deportes y así obtener resultados óptimos. En primer lugar, es necesario entender su significado. En segundo, es necesario conocer el propósito de la técnica utilizada; en otras palabras, ¿cuál es su objetivo? En tercer lugar, es necesario poder aplicar o relacionar el principio de que se trata de una manera apropiada, y en el grado que lleve al objetivo deseado. El mismo procedimiento se aplica a todas las situaciones y a todos los principios.

En todas las consideraciones relativas al equilibrio interviene el centro de gravedad del cuerpo, o sea, el punto en el que queda concentrado el peso efectivo del cuerpo. Su posición es un factor de suma importancia para determinar la firmeza de la posición, que en cualquier técnica de cualquier deporte se busca para alcanzar el objetivo deseado.

Por lo tanto, este factor debe recibir una gran atención. Un corredor que quiera alcanzar en un mínimo de tiempo una gran velocidad, y parta de una posición estacionaria, debe adoptar una postura de arranque que le permita sacar su cuerpo de equilibrio rápidamente. Como siguiente paso, debe continuar en una postura estable, que le ayude en sus esfuerzos para incrementar su velocidad tan rápidamente como sea posible.

PRINCIPIOS DEL EQUILIBRIO

Un cuerpo que se encuentra en equilibrio está en estado de descanso. El cuerpo puede adoptar innumerables posturas y estar equilibrado en todas ellas, dependiendo del grado de estabilidad de cinco factores:

1. - La estabilidad es directamente proporcional al área de la base en la que descansa el cuerpo.

Una persona que se sostiene sobre la punta de los pies, y que tiene estos juntos está en equilibrio pero de un grado inestable. Puede ser sacado de él con un ligero empujón, debido a que el área de su base es pequeña y, por tanto, la zona corporal de su cuerpo que hace contacto con el suelo es mínima con relación al volumen total.

La misma persona se encontrará en una posición más estable, si estando en posición recta separa sus pies a una distancia de 30 centímetros y se sostiene con toda la planta del pie.

De esta manera tiene una base mayor que consiste en el área que tocan los pies, más el área que existe entre los dos pies. Si la misma persona adopta una posición en que las dos manos y pies tocan el suelo, establecerá, dos nuevos puntos de apoyo y la estabilidad será aún mayor, creándose entonces una difícil tarea para sacarle de su equilibrio.

Ahora bien, si toma la posición defensiva «en tierra» del luchador, en la que las palmas de las manos están en el suelo, los brazos separados hasta la anchura de los hombros y tanto las rodillas como lo pies están en contacto con el suelo, habrá establecido como base un área mayor. Naturalmente es evidente que una persona que yace tendida en el suelo con los brazos y piernas separados habrá establecido una base todavía mayor y la posición más estable. Aunque en el atletismo esta posición no tiene validez, en el Judo es de vital importancia para dominar las técnicas de suelo.

2. - La estabilidad es indirectamente proporcional a la distancia del centro de gravedad del cuerpo a la base.

El centro de gravedad de un cuerpo es el punto en el cual éste puede ser suspendido en perfecto balance. Conforme los diferentes miembros cambian de posición, el centro de gravedad puede cambiar. También puede quedar fuera del cuerpo cuando éste adopta ciertas posturas. Su posición varía de acuerdo a la constitución del cuerpo y, consecuentemente, a la distribución del peso en el mismo.

Hablando en términos generales, el centro de gravedad se encuentra a la altura de la cadera, a la mitad entre la frente y la parte posterior de un individuo en posición erecta o acostado boca abajo, o boca arriba con los brazos a los lados.

Si los brazos son levantados, la posición del centro de gravedad cambia y lo mismo sucede si una pierna es levantada. Esto puede ser comprobado poniendo a una persona boca arriba sobre una tabla apoyada en sus extremos. Si la persona mueve los brazos de manera que queden completamente extendidos sobre la cabeza, el balance acabará porque el centro de gravedad ha sido desplazado. La tabla se irá de lado. Lo mismo sucederá si las piernas se acercan al abdomen.

Cuando el cuerpo tiene una postura vertical, los cambios de posición de los miembros del cuerpo provocan un desplazamiento del centro de gravedad en sentido vertical y así, subiendo los brazos por encima de la cabeza, desplazaremos dicho centro 10 centímetros hacia arriba.

En la medida en que abrimos las piernas y bajamos el cuerpo así bajará nuestro centro de gravedad. Los equilibristas emplean este principio para ayudarse a mantener el equilibrio y utilizan una vara larga y curva con peso en los extremos. Con mucha frecuencia su centro de gravedad queda debajo de la base, lo que les crea una estabilidad aún mayor.

3. - Para que exista equilibrio, el centro de gravedad debe quedar dentro del área de la base.

Si el centro de gravedad se proyecta en línea vertical llegará a una intersección con la base sobre la que descansa el cuerpo.

Una persona que pueda sostenerse parada de manos debe mantener la línea vertical de su centro de gravedad entre las manos, que en este viene a ser los límites del área de su base.

En los deportes atléticos, si lo que se desea es comenzar a correr tan rápidamente como sea posible requerirá menos esfuerzo romper el equilibrio del cuerpo estando erguido que agachado, aunque existen otros factores, como es la fuerza ejercida con los pies en el momento de partir, que aconsejan la posición de cuclillas.

Por otro lado, si lo que se desea es resistir la fuerza de desplazamiento ejercida por una fuerza extraña, como la del ataque en un partido de fútbol, o la del oponente en un encuentro de lucha, entonces la posición agachado será más ventajosa porque requerirá un mayor esfuerzo para sacar el cuerpo del equilibrio. De la misma forma, si un cuerpo se mueve rápidamente y uno desea detenerse de manera instantánea, podrá conseguir su propósito más efectivamente desde una posición agachada. Así, un jugador que desee detenerse bruscamente podrá hacerlo si al mismo tiempo que planta sus pies en el suelo se agacha. De esta manera forma una base amplia, baja el centro de gravedad a un punto cercano al suelo y tiende a mantenerlo dentro de la base, pero tan separado como sea posible de la dirección del movimiento; y así adquiere un equilibrio mayor que el que tendría con una postura más elevada.

4. - La estabilidad se desplaza al mismo tiempo que los miembros.

Si un corredor que está en posición de salida se inclina hacia delante de manera que su centro de gravedad quede sobre sus manos, tendrá una tendencia mayor a caer hacia delante que en el caso de que su centro de gravedad estuviera sobre sus pies. Ahora bien, si un jugador corre hacia delante con rapidez, se detiene bruscamente y sitúa su centro de gravedad en el pie trasero en lugar del delantero, tendrá menos posibilidades de caer hacia delante. Cuando el centro de gravedad queda sobre el pie trasero, la distancia que hay de este punto a la orilla de la base que se encuentra en dirección del movimiento, es mayor que en el caso de que el peso estuviera sobre el pie delantero.

5. - La estabilidad es proporcional al peso del cuerpo.

Si dos individuos de distinto peso tomaran las posiciones antes descritas, se encontrarían que es más difícil mover o volcar a la persona más pesada.

APLICACIONES PRÁCTICAS DE ESTOS PRINCIPIOS

Ningún deporte está ausente del factor equilibrio y el problema está en saber aplicarlos.

Un entrenador americano de Rugby lo solía utilizar cuando determinaba la postura de los hombres de línea, ya que se daba cuenta de que debían adoptar una postura muy estable de la que no pudieran ser sacados fácilmente y que, sin embargo, les permitiera moverse rápidamente en todas direcciones.

Algunos ejemplos prácticos, que pueden ser aplicados de igual manera al deporte que se quiera:

A. - Para arrancar con rapidez en una dirección, manténgase el centro de gravedad tan alto como se pueda y tan cerca del borde de la base que está en la dirección del movimiento.
La posición de arranque de pista es un ejemplo típico. La postura inclinada es necesaria para ejercer un máximo de fuerza; sin embargo, desde ese momento el centro de gravedad es mantenido alto gracias a que las rodillas no son dobladas demasiado y que la cadera se mantiene alta. También, el apoyo del cuerpo tiende a quedar sobre las manos las cuales reciben una parte considerable del peso. En esta posición, en el momento en que las manos son levantadas del suelo, el movimiento se inicia debido a la fuerza de la gravedad. Este tirón debe ser añadido a la fuerza ejercida contra las cuñas de arranque por los pies; ambas fuerzas dan como resultado un arranque rápido.

B. - Un cuerpo está en equilibrio cuando su centro de gravedad queda dentro de su base.

Pierde el equilibrio cuando se sale.

En la posición en la cual el cuerpo queda sostenido por las manos con los pies hacia arriba, es necesario mantener las manos bien atrás de la cabeza con el objeto de que el área de la base, dentro de lo que se va a mover el centro de gravedad, sea mayor. El objetivo, naturalmente, es mantener la estabilidad mientras se está parado. Así, cuanto más grande sea el área de la base, más fácil es mantener el centro de gravedad dentro de ella.

El equilibrio del ejecutante termina cuando su cuerpo pasa de la posición vertical sobre la base, a otra en la que el centro de gravedad quede fuera de la base. Si una línea vertical que parte del centro de gravedad sale de la base, el equilibrio queda destruido.

C. - Para obtener mayor movilidad o estabilidad, incremente el área de la base y baje el centro de gravedad tanto como le permita la actividad que desarrolle.

En ocasiones, algunos luchadores, para defenderse de un oponente que lleva la ventaja y que podrían aplicarles una llave que los vencería; se tienden boca abajo en el suelo con los pies separados y los brazos tocando la superficie hasta que ven la oportunidad de escapar. Esta posición les proporciona la máxima estabilidad y buena protección ante un ataque.

D. - Para detenerse bruscamente cuando se avanza a gran velocidad, baje el centro de gravedad tanto como sea posible sin dejar de ser consistente con los movimientos que realice; incremente el área de base tanto como pueda y aleje el centro de gravedad del borde de la base próximo a la dirección del movimiento.

Este principio es avalado por el jugador de rugby que se detiene.

Cumple con los tres objetivos cuando separa los pies a la anchura de los hombros, uno delante del otro, baja la cabeza hasta acercarla al talón trasero y se agacha lo más posible.

E. - En todas las actividades en las que el soporte reside en los brazos, el centro de gravedad del cuerpo debe quedar tan cerca como sea posible sobre el punto de apoyo, ya sean las manos o la mano.

Por ejemplo, los ejercicios sobre el potro necesitan que el centro de gravedad sea mantenido arriba de las manos. Para conseguirlo, los hombros son desplazados hacia una dirección mientras que la cadera va dirigida en dirección contraria, al mismo tiempo que el cuerpo rota y la base de apoyo cambia. Si se fracasa en la aplicación de este principio será imposible mantener el equilibrio y que el cuerpo salga bien. Los mismos principios pueden ser aplicados en los ejercicios de barra.

F. - Un ejecutante que se encuentre en el aire sin apoyo no puede modificar mediante movimientos corporales la altura del centro de gravedad con relación al suelo, lo único que puede modificar mediante movimientos corporales es la posición del centro de gravedad del cuerpo. De esta manera, partes del cuerpo pueden ser levantadas mediante movimientos o cambios de posición. A modo de ejemplo, la altura que se alcanza antes de soltar la pelota de baloncesto puede ser incrementada si enérgicamente se baja la mano que no se utiliza, para soltar la pelota un instante antes de que el centro de gravedad alcance su punto más alto.

G. - Cuando el cuerpo se encuentra suspendido en el aire, los movimientos de los pies y la cabeza hacia arriba vienen acompañados de un movimiento de cabeza hacia arriba y viceversa.
Este principio es aplicado en el salto de altura por aquellos que utilizan la técnica occidental o de fijamiento de abdomen. En el momento del despegue, la cabeza y la pierna son lanzadas tan alto como es posible y en el momento en que salvan la barra son desplazadas hacia abajo para librar la cadera. Lo mismo sucede con la cadera una vez que ha librado la barra; el objetivo es levantar la pierna restante.

H. - Cuando hay apoyo en las manos o en los pies, el movimiento de un miembro hacia arriba provoca un movimiento de la cadera hacia abajo. Este principio es aplicado en el salto con pértiga. Justo antes de librar la barra, los pies son impelidos en dirección vertical y después se dejan ir en dirección opuesta a la barra. Cuando la cadera sube, los pies bajan y libra el obstáculo.

TIPOS DE EQUILIBRIO

Equilibrio estático

Es la habilidad para mantener el cuerpo en posición erecta sin desplazamiento. La posición normal humana, parado, es la mejor prueba del equilibrio estático, el cual se logra mediante una serie de mecanismos reflejos y autónomos, pero enormemente complicados ya que en ello intervienen la zona laberíntica del oído, los ojos, los mismos pies en su contacto con el suelo y en gran medida la zona posterior y anterior del tronco. Según parece, el cuerpo humano no puede lograr un equilibrio totalmente estático ya que todo el sistema necesita un ligero movimiento, continuo, para lograr la posición de en pies. Las diferencias entre los lados derecho e izquierdo, y las cadenas musculares anterior y posterior, son imprescindibles para un equilibrio correcto al saltar o al caminar.

Equilibrio dinámico

Consiste en la habilidad para desplazarse sin que el cuerpo caiga al suelo. Esta habilidad no es innata en el ser humano, y necesita ser aprendida desde pequeño y asimilada correctamente. La necesidad del niño para revolcarse, saltar y hacer piruetas, es un aviso que la naturaleza le envía para que desarrolle correctamente su sentido del equilibrio. Hasta una edad aproximada de siete años es cuando estas facultades le marcarán toda su vida, ya que un niño, bien sea por enfermedad o por carencia de lugares para ejercitarse, que no realiza tempranamente estos juegos carecerá en un futuro de las habilidades normales para tener un equilibrio correcto. En la edad adulta es muy difícil corregir lo que no se ha desarrollado de pequeño.

No solamente el equilibrio dinámico nos permite movernos y girarnos, sino que al mismo tiempo deberemos calcular perfectamente la dirección de la marcha, rectificar con rapidez, pararnos de improviso y calcular la distancia hasta un objetivo. Si se trata de saltos, deberemos ser capaces de calcular la altura aún antes de saltar y recuperar la vertical incluso sobre el aire.

Todo esto, insisto, se logra con una educación adecuada en la niñez.

Ejemplos cotidianos de personas con un equilibrio mal desarrollado los tenemos en el hecho de no poder bajar las escaleras corriendo sin agarrarnos al pasamanos, ser incapaces de saltar una cuerda aunque ésta se encuentre a una altura mínima, no poder permanecer de pie con los ojos cerrados, marearnos al dar volteretas, ser incapaz de inclinar el cuerpo hacia atrás sin caernos, no corregir rápidamente un volantazo imprevisto cuando conducimos un coche, etc.

ZONAS DEL CUERPO QUE INTERVIENEN EN EL EQUILIBRIO

El oído

Aunque no tiene tanta importancia como se le ha querido dar, lo cierto es que el líquido que se encuentra en el oído medio se pone en movimiento y se desplaza cada vez que nos movemos. Funciona de manera similar a una regla de nivel de carpintero, y el problema es que tarda unos segundos en corregir su posición, justos los que tarda el individuo en averiguar su nueva posición.

Estos movimientos del líquido son recogidos por unos receptores corporales muy diversos que influyen sobre el tronco, los músculos los ojos y el cerebro, con el fin de que el cuerpo no se caiga mientras se restablece la posición correcta. Es pues esta capacidad para enviar y asimilar los impulsos de aviso los que en realidad controlan el equilibrio, ya que una persona adecuadamente ejercitada corregirá de una manera automática cualquier variación del líquido sin que aparezca el temido mareo.

Un entrenamiento adecuado en la madurez puede lograr una mejorar del sistema muscular reflejo, pero nunca será tan perfecta como la adquirida en la niñez, la cual mejora los órganos necesarios, principalmente el sistema nervioso.

Los ojos

Ocupa un lugar importante en la producción del mareo y una prueba de ello es el hecho de marearse cuando vamos leyendo en coche, pero apenas pueden hacer nada para restablecer un equilibrio perdido, ya que suelen continuar girando unos segundos después del movimiento. Sin embargo, si los sabemos utilizar adecuadamente puede ser un factor más para mejorar nuestro equilibrio. Utilizando un punto de referencia (cualquier objeto frontal a nosotros vale), podremos aguantar posiciones sobre una sola pierna largo tiempo, así como recuperar nuestra perpendicular después de un giro. Los bailarines son un ejemplo de este aprendizaje, ya que antes de girar miran a un punto determinado y lo vuelven a mirar al terminar el movimiento, con lo que su equilibrio sigue siendo perfecto.

El sistema muscular

Su buen funcionamiento es vital para un buen equilibrio ya que las descompensaciones de los músculos pueden hacer que no podamos mantener el equilibrio, por más que el resto del cuerpo esté en buenas condiciones. Así mismo, un sistema óseo en mal estado también nos puede hacer perder el equilibrio, a no ser que el mal sea tan antiguo que nuestros órganos sensoriales ya lo tengan memorizado y, por tanto, asimilado.

Cualquier movimiento provoca automáticamente una contención en la zona muscular contraria, la cual se comporta de igual manera al amortiguador de un coche limitando el movimiento del lado contrario. Si nos vamos hacia delante, la espalda controla ese desequilibrio y nos mantendrá con la estabilidad necesaria para que no nos caigamos hacia delante, incluso se llegan a alterar el reparto de pesos y la espalda aumenta su volumen de líquidos para evitar un desplazamiento del peso excesivo hacia delante. Lo mismo ocurre cuando nos inclinamos a un lado.

Los ligamentos también intervienen en estos procesos posturales y se tensan para que las señales de alerta al sistema nervioso sean más intensas, al mismo tiempo que limitan en parte el movimiento.

Por último, con el paso de los tiempos el ser humano ha perdido su capacidad sensitiva en los pies mucho más agudizada cuando hacemos deporte calzados con gruesos zapatos. La planta del pie es la zona reflexógena más importante del cuerpo humano y en consecuencia un órgano de equilibrio de primera magnitud. Nada más fácil de comprobar su importancia que realizar cualquier ejercicio nuevo con zapatos o sin ellos. A esta pérdida de reflejos hay que añadir la poca utilidad de los dedos del pie, los cuales siempre han sido imprescindibles para una buena marcha o cambios de postura. Por tanto, cualquier deportista que quiera mejorar su sentido del equilibrio deberá comenzar por dar masajes a la planta del pie y moverse sin zapatos.

LA AGILIDAD

El entrenamiento ha de estar enfocado a potenciar las cualidades que existen en el cuerpo humano. En este sentido, el desarrollo de la agilidad es necesario para mantener un equilibrio con la pesadez y la lentitud adecuadas. En otras palabras, es importante realizar los potenciales del cuerpo humano en todo tipo de movimiento, sea éste lento, ligero o pesado. La teoría del yin y el yang se hace bien patente en el cuerpo humano.

Hay tres factores básicos a considerar antes de empezar a ejecutar movimientos acrobáticos o cualquier otra forma de ejercicio físico relacionado con la flexibilidad, fortaleza y resistencia.

CAPÍTULO 4

PRIMERO, ESTIRAR

Tienes que saber exactamente hasta dónde puedes doblarte, girar y estirarte, para prevenir lesiones y obtener resultados óptimos. Sin buenos ejercicios de estiramiento antes de una sesión te expones a sufrir tirones o desgarramientos en músculos, tendones o ligamentos. Lo que hay recordar al estirar es:

Duración:

Varios estudios han mostrado que el mantenimiento de un estiramiento por menos de un minuto no tiene efectos en los músculos y algunos dicen que mucho más de un minuto no tiene utilidad. Mi experiencia conmigo mismo y mis alumnos me dice que, efectivamente, menos de un minuto no parece ser demasiado eficaz, pero que el límite lo marca la aparición del dolor y éste puede aparecer a los pocos segundos y en otras personas no ocurrir hasta después de quince minutos. Por tanto, el tiempo adecuado del estiramiento puede ser de más de un minuto en cada posición y prolongarlo hasta que nos empecemos a sentir incómodos. Es obvio que la sensación de que nos están torturando nunca debe aparecer.

Si estamos en casa podemos leer un libro, ver la televisión y mantener así la posición requerida. Si el dolor en lugar de aumentar disminuye con el paso del tiempo, podemos forzar un poco más la posición.

Presión:

Cuando se está estirando es importante no dar tirones ni rebotes. Esto es algo que por fin parece que va entrando en todas las cabezas. Si insistes en tal actitud será causa de lesiones y estropearás el propósito del estiramiento. De nada vale que digas tu propia experiencia y quieras demostrar que tú mismo te diste millones de tirones y no estás lesionado.

Lo más seguro es que sí estés lesionado y no quieras reconocerlo, pero de todas maneras, el que algo mal realizado no te cause lesiones a ti en particular no quiere decir que a los demás les ocurra lo mismo. Si pensáramos así pudiésemos recomendar el fumar tres cajetillas de tabaco diarias, solamente porque conocemos un abuelo que fumó toda su vida y vivió 90 años.

Recuerda que si el estiramiento te lo realiza otra persona deberá mantener una presión lenta y constante sin movimientos rápidos. Algunas personas tienden a tirar hacia atrás cuando sienten dolor y esto es muy peligroso.

Fortalecimiento:

Otro importante factor del estiramiento, que la mayoría de la gente descuida, es el fortalecimiento de los músculos exteriores cuando se estiran los músculos interiores. No solamente debes estirar, sino también fortalecer los músculos que están en los lados exteriores de los músculos que estiras. Por ejemplo, si estiras el bíceps femoral, también lo debes muscular para mejorar la elasticidad del muslo. Esto es así porque los músculos tienen la función básica de contraerse, pero no de estirarse. El estiramiento no es una facultad del cuerpo y por eso debemos potenciarla externamente, pero la contracción sí es algo interno y hay que trabajarla.

Relajación y respiración:

Lo último, pero lo más importante, es la relajación y respiración mientras estiras. Toma una inhalación profunda y exhala lentamente mientras estiras y relajas tus músculos concentrándote en la respiración, más que en el estiramiento.

Fuerza:

Tienes que tomarte el tiempo para medir tus fuerzas físicas. Esto no es para medir los kilos que puedes levantar, sino la eficacia con la que puedes manejar el peso de tu cuerpo. Al entrenar, lo importante es tener un pleno control del peso corporal para poder llevar a cabo las posibles acrobacias que requieran las técnicas. Hay tres zonas en las que concentrarse: brazos, tronco y piernas.

Brazos: Los brazos incluyen principalmente hombros, bíceps, tríceps, antebrazos, y muñecas. Hay varios ejercicios para el desarrollo de estas áreas, pero los más eficaces y prácticos son los fondos normales, sobre una mano; levantamiento de peso con el tríceps y flexiones en la barra. Lo que hay que mantener en la mente cuando se hacen estos ejercicios es que el cuerpo es el soldado y la mente el general. En otras palabras, lo que la mente mande eso hará el cuerpo. La parte más difícil de estos ejercicios está en la mitad de la ejecución. El comienzo es bastante fácil, pero cuando se acerca el punto medio, la mente piensa que falta mucho para terminar. En ese momento debes empujarte a ti mismo. Intenta comenzar la cuenta desde uno otra vez hasta llegar al final. Eso puede ayudar.
Estos ejercicios pueden realizarse de dos maneras: una, muy lentamente, estando totalmente consciente de cada movimiento; otra, muy deprisa, para desarrollar esos músculos de contracción rápida.

Tronco: El tronco consta principalmente de tres zonas: pecho, estómago y espalda. Los ejercicios más eficaces para el desarrollo de estas áreas son los fondos para el pecho, ejercicios para el estómago sentados en el suelo y ejercicios de barra para la espalda. Estos son ejercicios comunes que pueden realizarse diariamente sin equipo especial.

Piernas: Hay varios ejercicios para las piernas. No obstante, en lo concerniente a agilidad, la atención debe estar concentrada en ganar altura en los saltos y en caer con suavidad. Las sentadillas sobre una y ambas piernas son excelentes para el desarrollo de los muslos. Dar saltos en el sitio durante no menos de 15 minutos es una buena manera de desarrollar las pantorrillas y aumentar la fortaleza de los tobillos, además de mejorar el sistema cardiovascular. Si lo haces, no olvides ponerte un zapato almohadillado o evitar rebotar sobre el suelo duro. Otros ejercicios pueden ser saltar sobre obstáculos diversos.

Resistencia:

Esta desempeñará un papel esencial al determinar la productividad de la sesión de entrenamiento. Si sólo puedes resistir un corto espacio de tiempo, entonces la productividad de la sesión disminuye. Por otro lado, si un individuo es capaz de entrenar durante más tiempo, con el mismo nivel de energía a lo largo de toda la sesión sin fatigarse, entonces pueden lograrse más cosas. Mantén en la mente que debes terminar la sesión con un alto nivel de energía. Tienes que sentirte tan bien que puedas continuar entrenando durante varias horas más.
La manera de desarrollar esta sensación es dedicar parte de la sesión de entrenamiento cotidiano a la resistencia. No deben ser menos de 20 minutos, y durante ese tiempo debes ejercitar despacio y

constantemente. El correr es la manera más rápida y eficaz de desarrollar la resistencia, pero habrás de tener en cuenta si es aconsejable dependiendo del deporte que practiques. Otro problema es que la carrera suele sobrecargar mucho las rodillas y ésta es una articulación ya de por sí muy castigada. También suele afectar bastante a la espalda y a la cadera a causa de los impactos múltiples de los talones contra el suelo. De todas formas, si decides correr hazlo con un zapato adecuado para largas distancias y sobre terreno blando. No te olvides también que la carrera disminuye la elasticidad enormemente y agarrota los músculos de las piernas, por eso te será imprescindible estirar profundamente al terminar.

Equilibrio y coordinación:

Para desarrollar estas cualidades nada mejor que la ejecución de ejercicios que nos obliguen a trabajar sobre una sola pierna, o realizar ejercicios estáticos. El trabajo en el punching o saco flotante te ayudará también.

Una postura que te ayudará a mejorar el equilibrio, es la postura que se realiza manteniéndose sobre una pierna encima de un tronco o un objeto redondo. En estos ejercicios es importante mantener una respiración relajada y mirar a un punto concreto sin perderlo de vista.

Las acrobacias:

Una vez que hayas desarrollado todas estas áreas, entonces estarás preparado para las acrobacias. La primera con la que empiezas son los rodamientos hacia el frente y atrás. Seguidamente, intenta mantenerte en equilibrio con las manos. Esto es importante para el desarrollo de la fortaleza en la parte superior del cuerpo, que será necesaria para ejecutar con éxito volteretas en el aire. Al realizar estos ejercicios tienes que contar con alguien que te vigile, ya que sin un supervisor puede haber lesiones.

Las técnicas acrobáticas requieren mucha paciencia y tenacidad, sobre todo en el aterrizaje. Para mejorarlo tienes que emplear mucho tiempo saltando y al mismo tiempo tensar un punto que está situado un poco más abajo del ombligo.

Con este punto en tensión, también debes tensar el cuerpo y pensar que eres tan ligero como una pluma. La caída debe ser suave sobre la parte delantera de la planta de los pies haciendo contacto en primer lugar, después con el talón cuando las rodillas se doblen. Si caes sobre los talones con las rodillas estiradas, puedes producirte un grave daño en los tobillos y la espalda . Conviene aprender a visualizar un punto específico como objetivo e imaginarte a ti mismo intentando agarrar una barra imaginaria y tirando del resto del cuerpo hacia arriba.

Estas técnicas acrobáticas te permitirán tener más libertad de movimiento y mejorarán tu nivel de habilidad. Al tener más agilidad podrás moverte rápidamente y reaccionar ante cualquier situación.

En cuanto a la aplicación de estas técnicas en situaciones de combate es ilimitada.

CAPÍTULO 5

SOBRE LA ELASTICIDAD

Una regla de oro, entre las muchas que hay, para conseguir una buena elasticidad es trabajar todo el cuerpo, no limitarse solamente a la elasticidad de piernas. El motivo para insistir en esto es que todos los músculos, ligamentos y tendones corporales están unidos entre sí, en lo que se llama cadena muscular. Ninguno es totalmente independiente y la falta de elasticidad en un músculo, aparentemente lejano al que nos interesa trabajar, condicionará e impedirá los buenos resultados requeridos.

Una buena manera de trabajar la elasticidad es, trabajar primero los músculos menores, aquellos que son más fácil de estirar, para pasar a continuación a los mayores.

Y ahora, voy a diferenciar las dos modalidades más importantes sobre las que se asientan los ejercicios: la estática y la móvil.

Elasticidad estática

Los ejercicios estáticos se deben hacer de manera lenta, durante siete a treinta segundos y tratando de forzar la posición natural del músculo. Son bastante seguros al carecer de movimiento, especialmente si se hacen en solitario, sin ayuda de un compañero.

Pasar de la relajación al estiramiento es cosa fácil y solamente requeriremos la ayuda de alguien cuando queramos forzar un poco más, especialmente para que nos ayude en aquellos músculos o posiciones corporales en las cuales nos sea difícil conseguir un buen estiramiento por nosotros mismos.

Cuando estiremos con ayuda deberemos ser nosotros quienes dirijamos el estiramiento, el modo y la intensidad, ya que no hay un cuerpo igual a otro, mucho menos cuando nuestro ayudante tiene una edad diferente a la nuestra. Una ventaja de estirar a dúo es que podemos relajarnos totalmente mientras nos estiran y aprovechar para colocar cada parte de nuestro cuerpo (dedos, columna) en mejor posición.

La respiración deberá ser rítmica y sosegada, procurando que las presiones se hagan en los momentos de expirar, que es cuando los músculos están más sueltos. La presión deberá aumentarse hasta que notemos una ligera molestia, momento en el cual pararemos y trataremos de permanecer en esa posición algunos segundos, no más de 15. El dolor, aunque pequemos de reiterativos, está prohibido y solamente nos acarreará problemas.

Si vamos a realizar estiramientos todos los días, deberemos trabajar un grupo muscular cada vez, pasando al día siguiente al que tengamos más próximo, ya que así aprovecharemos las ganancias que hayamos logrado antes.

Los principiantes no deben insistir mucho en sus ejercicios, ya que al cuerpo hay que darle tiempo para que cambie y lo mismo que no se puede aprender un arte marcial en un mes, la elasticidad tampoco se puede ganar en ese tiempo. La impaciencia nos hará lesionarnos y retroceder en el progreso logrado.

No hay que olvidar trabajar algo cada día los brazos, pechos y espalda, aún cuando aparentemente no los consideremos necesarios para la buena elasticidad de las piernas. La buena elasticidad, insisto, es cuestión de todos los músculos, no de unos pocos. Aquellos que ya lleven al menos dos años de práctica, pueden hacer cada día un total de ocho y diez estiramientos en cada masa de músculos principales y solamente cuatro para las pequeñas o menos importantes. Incluso pueden trabajar varias veces al día la elasticidad, procurando, eso si, no sentir dolor alguno en sus ejercicios.

Sabremos que nuestro trabajo es correcto cuando podamos mantener posiciones que antes nos parecían imposibles en estado total de relajación y durante 30 segundos. Una vez que hayamos aprendido a relajarnos en posiciones que nos crean molestias, la tensión y el estrés pueden ser eliminados totalmente. Trabajando así conseguiremos evitar también uno de los males más habituales entre los deportistas, como son las contracciones musculares y los agarrotamientos.

Si el estiramiento se realiza lentamente y sin dolor, estos problemas nunca aparecerán, sea cual sea el deporte que practiquemos.

Estiramientos dinámicos

Nos referimos ahora a los estiramientos en movimiento, aquellos en los cuales vamos a estirar los músculos gracias a movimientos amplios de las zonas interesadas. Para este tipo de ejercicio se hace imprescindible tener muy en cuenta las articulaciones, ya que ellas nos van a indicar antes que los músculos cuál es nuestro límite y cuál debe ser el movimiento correcto a efectuar. Cualquier molestia en una articulación será la señal de que no estamos trabajando bien.

Podemos movernos procurando ganar amplitud en el músculo o también ganando en velocidad. Aunque en el trabajo de elasticidad casi siempre los movimientos son muy lentos, no podemos olvidar que durante la práctica de las artes marciales nos moveremos a velocidades altísimas y el músculo debe estar preparado para ello.

Por eso el estiramiento en movimiento se rige por diferentes reglas que el estático y aquí no hay que buscar la lentitud y la suavidad como base, sino que debemos acostumbrar a nuestros músculos a que se estiren con rapidez. Como todo, esto también se puede lograr con mucho tiempo de trabajo, ya que los músculos guardan una especie de memoria en su estructura celular y responderán con eficacia al trabajo exigido si antes les hemos entrenado para ello.

¿Es necesario un ayudante en los ejercicios en movimiento? En principio parece ser que no, aunque su ayuda nos será de utilidad en ciertos casos. Con su presencia nos marcará los límites a superar y nos indicará el movimiento correcto, especialmente en las primeras sesiones. Es como cuando entrenamos con pesas: al principio es necesaria la presencia del instructor para que todo salga bien y posteriormente podemos seguir ya en solitario.

Existen no obstante otra serie de ejercicios en movimiento, ampliamente conocidos, en los cuales es normal trabajar con ayuda. Las flexiones de espaldas, los balanceos de rodilla, las elevaciones de pierna desde el suelo y hasta las torsiones del tronco, pueden hacerse con mayor precisión y eficacia si trabajamos con un compañero.

Calentamiento previo

Las sesiones de calentamiento previo a los ejercicios de elasticidad están dirigidas a soltar previamente los músculos y lograr que llegue sangre a ellos desde los primeros momentos.

Hay deportistas que manifiestan no necesitar éstos ejercicios previos de calentamiento y puede que tengan razón, pero es su caso particular.

Por eso es muy arriesgado tratar de copiar los movimientos de algún campeón, mucho más si es mas joven que nosotros.

Si notamos y presentimos que podemos hacer ejercicios de elasticidad sin calentamiento inicial es bueno que los hagamos, pero hay que tener en cuenta que quizá no todos los días podamos conseguir hacerlos, ya que el cuerpo humano no es una máquina inmutable y lo que hoy sirve mañana puede ser un riesgo hacerlo.

Más que tratar de estirar los músculos antes de trabajar lo que más importa es la lubricación articular, ya que hay que lograr cierta viscosidad en las fibras musculares. «Engrasar» previamente el cuerpo puede ser la frase a tener en cuenta. Indudablemente, no es lo mismo acudir a un gimnasio a primera hora de la mañana de un día frío de invierno, que ir después de una dura jornada de trabajo un día caluroso de verano. Por este motivo, es imposible dar normas generales e invariables sobre la elasticidad y el calentamiento. Cada jornada, cada persona y hasta cada provincia, requieren modos y maneras diferentes de trabajar.

Relajación o enfriamiento

Esta es la fase más olvidada de todas y eso que ya se considera como sumamente importante. Estirar de nuevo al final de una clase de trabajo muscular o técnico es tan importante como hacerlo al principio. En ese momento los músculos están calientes, llenos de sangre y sumamente contraídos, por lo que una sesión corta de estiramiento los relajará y enfriará, evitando que al día siguiente aparezcan agujetas o dolores musculares. Las lesiones musculares apenas aparecerán, si tenemos muy en cuenta este tipo de trabajo final y no lo abandonamos bajo ninguna excusa. Además, después de una sesión de estiramiento final, el corazón se encuentra en óptimas condiciones de funcionamiento y nuestro cuerpo totalmente descansado, como si no hubiésemos realizado ejercicio alguno.

No te olvides:

Nada de prisas, ni de forzar, ni de sentir dolor. La elasticidad debe ser placentera, no un suplicio.

CAPÍTULO 6

COMO CONSEGUIR MEJORAR LA VELOCIDAD

Es la velocidad explosiva y un implacable ataque, lo que normalmente da la ventaja y, generalmente, la victoria a un deportista. Muchos competidores atribuyen su extraordinaria velocidad y resistencia a un programa de pesas cuidadosamente desarrollado para sus piernas.

Para probar esto, se suele citar el experimento siguiente: un conocido investigador en la medicina deportiva quiso determinar científicamente qué atleta demostraba la reacción inicial más rápida en una situación de competición.

Seleccionó a un grupo de atletas profesionales soberbiamente preparados del fútbol, béisbol, pista, baloncesto, gimnasia y halterofilia. El experimento consistía en un sprint de cinco yardas cronometradas. Cuando se llevó a cabo el experimento, ganó el levantador de pesas.

En principio, parece imposible. ¿Cómo es posible que un pesado y musculoso levantador de pesas ganara a un corredor de velocidad, a un jugador de fútbol, e incluso a un baloncestista en un sprint? Después de todo, el correr distancias cortas con rapidez forma parte importante de sus deportes.

La clave de la victoria del levantador de peso está en la velocidad explosiva. Dicho atleta literalmente explota hacia delante a la señal de la pistola, impulsando corno pistones las musculosas piernas contra los tacos.

Los levantadores de peso y las bailarinas de ballet, son los únicos atletas que han desarrollado los músculos y técnica para impulsarse desde el suelo sin dudar. La mayoría de los demás atletas, no usan efectivamente el suelo. El motivo es que, al igual que la mayoría de los seres humanos, aceptan la mecánica muscular y simplemente levantan el pie para dar un paso, en vez de empujar el suelo con el pie.

Empujar el suelo con velocidad explosiva se hace más importante cuando te das cuenta de que la mayoría de los encuentros de competición tienen lugar en un espacio de cinco yardas. Así pues, aquél practicante que dedique su tiempo al desarrollo de velocidad explosiva obtiene una ventaja significativa.

Muchos profesores te hablarán de la importancia del uso de las pesas para el entrenamiento. Insistirán que es importante el desarrollo y tono de los músculos de todo el cuerpo porque hay muchos deportes en los que se someten ciertas articulaciones cruciales a una mayor acción percútante y penetrante. Los músculos rodean el hueso y forman una importante protección para las articulaciones. De manera que, si se desarrollan apropiadamente, los músculos evitarán muchas lesiones comunes en articulaciones como la rodilla y tobillos.

El entrenamiento con pesas, tiene la ventaja adicional de programar o condicionar a los músculos para que reaccionen sin titubeos. Los ejercicios de entrenamiento con pesas deben realizarse regularmente y en forma explosiva con el peso suficiente para dejar a los músculos ligeramente doloridos después de cada sesión. Estas ligeras molestias son la mejor forma de saber que estás progresando. Haciendo cada tanda explosivamente, desarrollas velocidad, potencia y resistencia, sin que aparezca el abultamiento que generalmente resulta del entrenamiento con pesas tradicional. Hay que destacar el valor aeróbico del entrenamiento explosivo con pesas.

Este tipo de entrenamiento, si se lleva a cabo regularmente, aumentará el peso corporal. Esto hay que tenerlo en cuenta si deseamos permanecer en nuestro peso. Una manera de ganar rapidez, potencia e incluso mayor dureza, sin que ganemos peso adicional, es trabajar las pesas no más de dos días en semana.

EL ENTRENAMIENTO

Para conseguir buenos resultados en el trabajo con pesas, debieras trabajar hasta cinco tandas de 15 a 20 repeticiones rápidas antes de aumentar el peso.

Recuerda: cuando empiezas por primera vez un entrenamiento con pesas, comienza con un peso que puedas levantar cómodamente para evitar posibles lesiones.

Según el músculo se va acondicionando, puedes ir aumentando el peso para mejorar la velocidad y la ejecución.

El programa debe incluir con preferencia el trabajo de pantorrillas y muslos; con el fin de desarrollar aquellos músculos que intervienen en la velocidad explosiva, de arranque y en los músculos del muslo para la potencia de las patadas, saltos y movilidad en toda escala.

Es más fácil visualizar el efecto si piensas en un movimiento ofensivo como comenzando con el talón levantado, e, igualmente, un movimiento defensivo con el talón bajado.

Aquí está el programa para las pantorrillas y muslos que se suele utilizar para desarrollar la velocidad explosiva de los campeones:

Ejercicios de pantorrilla:

1. Elevación de pantorrillas, sentado.
2. Presión de pierna con las pantorrillas, sentado.
3. Elevación con las pantorrillas, en pie.
4. Movimiento inverso, en pie, si peso.
5. Movimiento inverso, en pie, con peso.
6. Elevación de pantorrillas (de burro).

Ejercicios de muslo:

1. Elevación frontal, en cuclillas.
2. Elevación de espaldas, en cuclillas.
3. Elevación inclinada.
4. Extensión de pierna.

5. Flexión de pierna dando un paso.
6. Flexión de pierna en banco.
7. Presión de pierna.
8. Dando pasos.

LA RESPIRACION:

Si hay algo considerado como panacea a un amplio nivel en China hoy día, eso es el "Qigong", los ejercicios de respiración tradicionales chinos. En sus 3.000 años de civilización, los chinos han desarrollado varias medicinas o terapias tradicionales "curalotodo", tales como el uso del ginseng, acupuntura y tai chi. Pero el Qigong es la furor entre las masas en lo relativo a sistemas de entrenamiento.

Entre las brumas de la mañana, los pobladores de las principales ciudades chinas se diseminan a lo largo de las calles, adoptando diferentes posturas. Durante las pausas en su trabajo, miles de personas salen de las tiendas y oficinas para recuperarse durante 15 minutos mediante el Qigong. Al anochecer, puede verse a multitud de personas practicando sus ejercicios de Qigong antes de irse a dormir. En muchos lugares puede verse la típica escena de los practicantes más experimentados rompiendo ladrillos con las manos desnudas, partiendo planchas de mármol en la cabeza o tendiéndose sobre clavos. Claro está que todo esto lo dejamos sólo para los ya experimentados.

Este interés en el Qigong obviamente se ve apoyado por los frecuentes informes sobre el éxito en la curación de varias dolencias, algunas consideradas incurables. Los chinos comenzaron a practicar el Qigong para obtener buen salud y una larga vida hace más de 3.000 años. Con el transcurrir de los siglos, se le han asignado diversos nombres, tales como Xingi, tuna o Yangsheng. Hace mucho tiempo se encontró que estos ejercicios podían hacer surgir energía del cuerpo, fortalecerla, o hacerla fluir más suavemente mediante el control del pensamiento y la regulación de la respiración, en coordinación con los apropiados movimientos del cuerpo, ayudando así a prevenir o curar enfermedades y manteniendo el cuerpo en forma.

La más antigua descripción del Qigong en China data de hace 2.000 años y se encuentra en los Clásicos internos del Emperador Amarillo, la primera y más importante obra de medicina del país. En ella se instruye a la gente para que permanezcan saludables "haciendo profundas respiraciones para permitir el suave flujo de la sustancia fundamental y la energía vital del cuerpo", permaneciendo en un estado de transcendencia y relajando los músculos en plena armonía.

Otro libro, Guanzi, que se cree fue escrito en el año 300 a.d.C., hacia notar: "El logro de la meditación ayudará a mejorar el funcionamiento de los ojos y oídos y el ajuste general de los miembros, y esto a su vez acumulará abundante energía y vigor en el cuerpo".

El Zhuangzi, una antigua obra taoísta escrita alrededor del año 200 a.d.C., declaraba: «Con el fin de obtener longevidad, respira profunda y plenamente, deja salir el aire impuro y toma el aire fresco, mientras caminas con el porte de un oso y te estiras como un pájaro. Estos ejercicios, practicados por aquellos que quieren mantenerse en buenas condiciones y vivir una larga vida, les darán el resultado deseado».

Como indican los registros históricos, el Qigong era tan popular en la China antigua que fue adoptado por casi toda la gente, hasta por rivales ideológicos y religiosos como taoístas, budistas y confucionistas. Esta popularidad, a su vez, fue la causa de que el Qigong se desarrollara por diferentes caminos. Los taoístas, por ejemplo, desarrollaron el «método de respiración taoísta» un sistema concentrado sobre el «refinamiento de la mente y el cuerpo» mediante la meditación. Los budistas desarrollaron un método que enfatizaba la «transcendencia espiritual», mientras que el enfoque de los confucionistas se centraba en la mejora de la personalidad y el temperamento.

De todos los sistemas, no obstante, el cultivado y refinado por los antiguos médicos chinos era el más popular por entonces.

Según la medicina china tradicional, lo que mantiene el cuerpo humano y lo hace funcionar es el Chi, o «energia vital», que circula a lo largo de los jinglos, canales principales colaterales, considerados como un entramado de pasajes. La condición del Chi determinaba, pues, la condición física del cuerpo. Si el Chi era débil, entonces el cuerpo estaría enfermo, y viceversa.

La circulación del Chi también seria importante, según la teoría jinglo. Si el Chi quedaba bloqueado en algún lugar, por ejemplo, se producirían ciertas enfermedades. Para mantenerse en forma y curar las enfermedades, por lo tanto, hay que fortalecer el Chi y mantenerlo en movimiento, mejorar su sistema de circulación y librarse de los bloqueos mediante ejercicios físicos y mentales.

Esta teoría fue muy bien enunciada en «Primavera y Otoño, de la familia Lu», libro escrito el año 249 a.d.C., en donde se decía: «El agua corriente nunca se corrompe y los goznes de la puerta no son comidos por los gusanos porque se mantienen en movimiento". Lo mismo se aplica al cuerpo humano. Si no hay movimiento en el cuerpo humano la energía vital que mantiene su funcionamiento no circulará, y sin la circulación de esta energía, la vida se detendrá y consumirá.

Cuando surgía una enfermedad los antiguos doctores chinos sospechaban que algo había ido mal con la energía vital o su sistema de circulación.

Se prescribirían drogas herbales para fortalecer la energía. La acupuntura, moxibustión (tratamiento con calor) o masajes, serian aplicados en los puntos de acupuntura problemáticos a lo largo de los canales principales y colaterales para eliminar los bloqueos y hacer fluir a la energía con mayor libertad y suavidad.

Pronto se comprobó que era un medio efectivo para fortalecer la energía y mejorar su sistema de circulación. Y muchos antiguos médicos chinos hicieron grandes esfuerzos para mejorar y refinar los primitivos ejercicios de Qigong. Un médico famoso, estudió detenidamente los movimientos de cinco pájaros diferentes y creó el Wuqinxi, o (ejercicios de los cinco pájaros), para ayudar a la gente a mantenerse en forma y curar enfermedades. Desde los tiempos antiguos, el Qigong había sido prescrito y aplicado a los pacientes como cura.

Siendo el Qigong desarrollado por los médicos principalmente con fin terapéutico y orientado al mantenimiento de la salud, gradualmente se convirtió en una práctica popular para los chinos, al igual que el Qigong atrae a los occidentales hoy día. Actualmente hay muchos estilos y ejercicios de "Qigong estilo suave". En general se dividen en dos grandes categorías: "Qigong activo y Qigong estático".
El Qigong activo se caracteriza por sus movimientos activos, diseñados para el Chi hacia ciertas partes del cuerpo con la ayuda de maniobras

pensadas; mientras que el Qigong estático se basa en "posturas estáticas" que enfatizan la meditación y los "movimientos internos".

Los practicantes chinos desde hace mucho tiempo han empleado el Qigong para fortalecer su energía vital, endurecer sus cuerpos y hacer sus ataques más potentes.

El Qigong orientado al combate, junto con otras prácticas similares, se desarrollaron gradualmente en un escuela mayor llamada Qigong "estilo duro", en contraste con el Qigong orientado al mantenimiento "Qigong estilo suave".

Recientes investigaciones científicas sobre el Qigong e informes sobre los efectos terapéuticos, hicieron surgir nuevamente un interés masivo en el «estilo suave». Desde 1977, científicos chinos se han unido a expertos en Qigong llevando a cabo más de 1.000 pruebas sobre las reacciones físicas y fisiológicas de los ejercicios internos. Las pruebas incluían detección de radiación infrarroja, detección electrostática, detección del efecto de la presión, observación por rayos X de las venas, interferencias polarizantes, análisis espectral de la energía y determinación y observación del biodetector.

Dicha investigación ha puesto en evidencia la función del Qigong. Una investigación hecha en el Noroeste de China, demostró que el 90% de 27 pacientes aquejados de hipertensión consiguieron disminuir su presión sanguínea tras practicar el Qigong durante un corto período de tiempo.

Otras investigaciones mostraron resultados esperanzadores en 77 casos de angina de pecho (relacionada con la enfermedad coronaria del corazón) después que los pacientes hubieran practicado el Qigong durante tres meses. El efecto terapéutico para la angina de pecho y otros síntomas alcanzó el 100% tras tres meses de práctica, mientras que la proporción de mejora mostrada por el electrocardiograma era del 67%, según el informe del instituto.

Los investigadores han llegado a dar algunas explicaciones sobre los efectos curativos del Qigong. Han comprobado que el consumo de oxigeno del practicante de Qigong en postura yacente o sedante disminuye el 30% después de realizar los ejercicios. El metabolismo de la energía también disminuye un 20%, igual que la frecuencia de la respiración. Estos cambios, según declararon los investigadores, indican que el practicante se encuentra en un estado de bajo consumo de energía, lo que permite usar la energía ahorrada para reparar el cuerpo físico y superar la enfermedad. También han descubierto que los ejercicios de Qigong pueden dar masaje a los órganos internos abdominales. Durante el ejercicio, según sus observaciones, el diafragma se mueve hasta una extensión tres o cuatro veces superior a la normal, y la presión intraabdominal cambia periódicamente. Como resultado, la peristalsis en la región gastro-intestinal aumenta, mejorando las funciones digestivas y de absorción, lo que contribuye a la recuperación.

Un nombrado investigador del Qigong en Berjing, piensa que el Qigong constituye un proceso de "auto-reajuste" y "auto-rejuvenecimiento". Declaró: "ayuda a establecer un equilibrio entre elementos positivos y negativos en el cuerpo humano, de forma que asegure su normal funcionamiento".

Gran parte de la investigación hoy día se centra en el Waiqi, la "energía vital" liberada por los maestros experimentados en el Qigong para curar enfermos. Es la parte más misteriosa del Qigong. Varias pruebas han mostrado que el Waiqi es una fuerza material y existe objetivamente. Observaciones mediante sistemas termográficos han probado que dicha radiación no sólo puede pasar directamente desde el maestro al paciente, sino también puede liberarse a través de varias personas.

Un experimento sorprendente fue llevado a cabo por una Dra. experta en inmunología en el Hospital General de la Armada China. Trabajando en cooperación con un maestro de 67 años experto en Qigon, ella ha conseguido probar que el Chi puede ser tanto destructivo como beneficioso para el crecimiento de bacterias. Su informe, titulado "Sobre la inmunidad del Waiqi", fue publicado en el primer número de "Qigong chino", una de las muchas publicaciones sobre Qigong del país.

Algunos expertos también han recurrido al empleo de plantas, animales y hasta biomacromoléculas, como ayuda para asegurar una comprensión del Waiqi. Algunos investigadores en China, seleccionaron ciertos tipos de hojas de árboles como objetos de experimentación. Conectaron a las hojas electrodos negativos y positivo según direcciones prescritas, para hacer lo que llamaron un "detector de plantas". Cuando un maestro de Qigong liberaba su waiqi, hallaron que los terminales de ambos electrodos recibían fuertes señales eléctricas relacionadas con el pulso. Sin embargo, no se registraba tal respuesta cuando una persona ordinaria permanecía frente al detector.

Aunque los efectos curativos del Qigong para algunas enfermedades parecen discutibles, todos coinciden en que el Qigong es un ejercicio excelente que puede ayudar a todos, viejos y jóvenes, enfermos y sano, a vivir una vida más larga y productiva. Obviamente, para la práctica de cualquier deporte constituye el mejor método para aprender a respirar y proporcionar así a todo el organismo el oxígeno que necesita.

CAPÍTULO 7

LA FUERZA INTERNA (EL KI)

Un tema controvertido y misterioso es si el fenómeno conocido como Ki (energía interna), existe de verdad. ¿Es la búsqueda del poder del Ki un gran viaje sin esperanza, como puede ser la búsqueda de la eterna juventud a cargo de Ponce de León, o la interminable busca del Santo Sepulcro por los cruzados? ¿O quizá puede ser que el Ki no haya sido descubierto aún por los mortales?

La búsqueda del poder del Ki bien podría comenzar con cualquier arte marcial o preguntando a cualquiera de sus reconocidos maestros, quizá expertos en el manejo del Ki.

La fuerza del Ki es invisible, no se puede ver con ningún método conocido, y es por eso que lo que no podemos ver o medir no lo consideramos válido. Sin embargo, algunas de las cosas más importantes de nuestra vida son aquellas que no tienen forma, pero existen como una gran fuerza motivadora. El Kl existe en todos los seres vivos, siendo el sostén de la vida y lo que mantiene en movimiento la materia.

En el comienzo del Universo no había la nada, y en esa nada estaba el Kl pura energía. Al comenzar el Kl a moverse, desarrolló dos fuerzas diferentes, Yin y Yang. Para cada elemento hay un elemento igual que se opone: visible, invisible; negro, blanco; masculino, femenino; brillo, oscuridad.

Según estas energías opuestas se movían más deprisa, crearon el sonido, el color, etc. Por último, a su velocidad más elevada crearon la materia. La materia se dividió en cinco elementos: agua, fuego, metal, madera y tierra. Según el Kl se mueve y controla los elementos en el Universo también controla los del cuerpo humano.

El cuerpo humano es un pequeño microcosmos del Universo, dentro del cual existen multitud de universos, todos los cuales se rigen por la mismas leyes. Buscar, por tanto, cosas diferentes en el Universo a las nuestras propias es solemne estupidez.

El KI es la fuerza invisible que nos da poder para la movilidad e intelectualidad. Es la fuerza de la tierra que mora en todos los seres humanos y en el resto de las criaturas orgánicas e inorgánicas

KI Y RELIGIÓN

No es por supuesto un credo religioso, pero la convicción de que existe es vital para desarrollarlo. La confianza en la propia habilidad física es importante en el desarrollo del poder mental, que es necesario para obtener equilibrio. Al igual que en las creencias místicas hay diferentes tipos de Ki, aunque la esencia es la misma y a partir de ella es como mejoramos nuestro potencial físico y emocional.

PUNTOS QUE GENERAL EL KI

Tres son los puntos en el cuerpo humano que generan fuerza del KI. Sang dan jun (situado entre los ojos), Joon jun (punto de la fuerza física), y el Ha dan jun. El Dan jun a menudo es conocido como el rojo o el Campo de la energía, y está situado a tres pulgadas por debajo del ombligo. Su importancia está en el hecho de que la materia fue creada de la nada. Para comprender el significado de esto, tenemos que regresar a la concepción de la vida humana. El óvulo, fuerza negativa (sin que ello quiera decir algo peyorativo), y el espermatozoide (fuerza positiva), son creados por el Jung ki y unificados en un solo ser que da origen a otro nuevo ser. Es un hecho que el óvulo siempre se aloja en el mismo punto cada vez, en donde permanece hasta que nace como ser humano.

Lo primero que un óvulo fecundado desarrolla es un cordón umbilical que le une a la madre. A través de este cordón umbilical, el feto recibe nutrientes y la energía de la madre para los nueve meses siguientes. Esta es la manera en que el niño recibe el Kl de la madre. Tras los nueve meses en la matriz, el niño sale al exterior y lo primero que hace es tomar aire. Así se aclaran los pulmones del niño y comienza a tomar Ki.
La cosa más importante en el universo es el aire, el cual desarrolla el Kl en el hombre. Al crecer, todos olvidamos la importancia de nuestro ombligo, el punto en el cual nació la vida y el cual aún nos

sigue manteniendo unidos al universo, aunque no de una manera tan manifiesta como cuando estábamos en el seno materno.

EL OBJETIVO DEL KI

Se trata de unificar los tres tipos de fuerza o energía que poseemos, ya que normalmente solamente utilizamos un 30 o quizá un 40% de nuestra energía. No obstante, algunos nacen con más fuerza de Kl que otros, al menos en algunos sectores. Se puede ser fuerte físicamente pero de gran pobreza mental, lo mismo que tener una mente ágil y un cuerpo torpe.

La mayoría de la gente tiene un desequilibrio en sus poderes y el objetivo sería buscar un equilibrio entre los tres puntos de energía. Cuando se llegue a ese nivel estaremos a un paso del Ki. Por lo general, mediante un buen entrenamiento, se puede alcanzar este equilibrio en unos 3 meses o 3 años dependiendo de la persona. Aún así, hay muy pocos que hayan conseguido resultados buenos, ya que primero hay que conseguir mejorar los tres poderes de nuestro cuerpo, y algunos no son fáciles de mejorar.

EL EQUILIBRIO

Una vez alcanzado el nivel de equilibrio estaremos en condiciones de rendir al máximo, tanto física como intelectualmente.

Seremos capaces de emprender y resolver cualquier asunto que nos propongamos. Físicamente tendremos una fuerza cinco veces más fuerte que la primitiva, mejor precisión y mentalmente el nivel de atención y confianza aumentados espectacularmente. No hay que confundir esta fase con las demostraciones de fuerza, ya que allí solamente existe un factor y se necesita también el equilibrio emocional y psíquico.

Aún así, los cambios no son notorios y las personas que nos rodean no percibirán nuestro cambio. En nuestro interior nos sentiremos más fuertes, mejores y muy saludables, así como percibiremos un mayor atractivo por la naturaleza y un mayor respeto por sus habitantes.

LAS PRUEBAS

Las demostraciones de rompimientos, fuego o combate, son la forma externa del Kl, aunque no el Ki en su totalidad. Se hace necesario demostrar que hemos ganado ligereza, capacidad para saltar más alto, caer desde una altura con suavidad y sin ruido, suficiente velocidad, rapidez en los reflejos, ser tan pesado que no nos puedan levantar o mover, tan duros como el acero, insensibles al dolor de manera que podamos actuar bajo fuerte tensión, etc.

Para conseguir estos resultados y aumentarlos día a día, se hacen necesarios ejercicios respiratorios, habilidad en el manejo de las plantas medicinales tanto para curar como para matar, poder beber agua sin problemas mientras se ejecutan las técnicas respiratorias y tomar cantidades apropiadas de minerales y oligoelementos.

TECNICAS ESPECIFICAS
PARA MEJORAR EL Kl

Los ejercicios más aplicables y simples se dividen en dos categorías: ejercicios para el desarrollo de la fuerza pasiva del Ki, y ejercicios para el desarrollo de la fuerza activa del Kl. Hay cinco posiciones de meditación de acuerdo con los cinco elementos del universo, madera, metal, fuego, agua y tierra. Todos estos ejercicios deben hacerse concentrándose en el Shih Ki (el lugar por debajo del ombligo) y respirando a través de la nariz profundamente en todo el pulmón. Mientras se está respirando, tanto el punto del ombligo como el ano deben estar en tensión.

Hay dos maneras de respirar:

Aspirando aire durante cinco segundos, mantener la respiración otros cinco segundos y exhalar durante cinco segundos. También, aspirar durante cinco segundos y espirar durante otros cinco segundos. Se pueden aumentar los ciclos hasta diez segundos o más. Estas diferentes posiciones ayudan a desarrollar los órganos del cuerpo relacionados entre sí. La diferencia entre el desarrollo de la fuerza Kl y el de la fuerza Yang Kl está en que en la última hay que tensar todo el cuerpo, desde los dedos de los pies a las manos.

Hay varios tipos de desarrollo de la fuerza activa del Ki: desarrollo de la potencia de todo el cuerpo, potencia en el golpeo. La pesadez para que no nos muevan, la ligereza para el desplazamiento, la insensibilidad al dolor, y la fuerza en las muñecas y el canto de la mano.

LA BÚSQUEDA DE LA PERFECCIÓN

De ninguna manera es una tarea fácil el camino de la perfección y el conocimiento. El estudio del poder del Kl es el aspecto más importante del entrenamiento y la mayoría de los instructores de hoy día pasan por alto su significado. Sin embargo, para mantener la salud y realizar el potencial humano al máximo, deberíamos tratar de mejorar o encontrar nuestro propio KI.

CAPÍTULO 8

APROVECHEMOS EL TIEMPO EN EL CAMPO TAMBIÉN PARA ENTRENAR

La práctica de entrenar en el campo o en los grandes parques, es algo que se está convirtiendo en parte del acondicionamiento físico del deportista.

Se suele realizar los fines de semana y es normal que el instructor sea el que encauce y dirija el entrenamiento. Sin embargo, y para aquellos casos en que el alumno o un grupo de ellos, decidan practicar por su cuenta, les voy a dar una orientaciones del orden y el cómo trabajar con el máximo de beneficio.

Tomando como base lo que a continuación detallamos, puede convertirse en guía para que un fin de semana sea aprovechado al máximo.

COMIENZO DEL ENTRENAMIENIO

Antes incluso de hacer un pequeño trote para aumentar la frecuencia cardiaca, es necesario realizar ejercicios de flexibilidad articular para lubricar todas las articulaciones.

Empezando por el cuello (con suavidad y lentamente), pasando por los hombros, caderas y terminando con unas rotaciones prolongadas de rodilla y tobillos.

Es importante dedicar al menos cinco minutos al factor flexibilidad, ya que así evitaremos posteriores lesiones o desgastes prematuros de zonas cartilaginosas. Otra manera de calentar las articulaciones es lanzando patadas y puñetazos de todo tipo (circulares, en giro, rectos), pero sin fuerza y lentamente.

FOOTING: Trote ligero

Los hombros, así como los brazos, deben estar en posición, pero relajados y coordinados con el movimiento de las piernas. La cadera debe acompañar a los hombros en las oscilaciones para apoyar el ejercicio. La respiración hay que tenerla bajo control, para que no aumente excesivamente su frecuencia y llegue a hacerse mucho más larga la expiración que la inspiración.

Si el trote vamos a mantenerlo durante más de quince minutos (cosa no recomendable si pretendemos trabajar después), será conveniente utilizar las técnicas elaboradas por los buenos fondistas, esto es: cuerpo ligeramente inclinado hacia delante, apoyando solamente la parte delantera de los pies sin levantarlos excesivamente del suelo. Nunca correr sobre asfalto o superficies duras.

ESTIRAMIENTO

Después del footing, se hace necesaria una buena sesión de elasticidad, sobre todo en los ligamentos del empeine y parte posterior de la rodilla, así como un correcto estiramiento de abductores y parte posterior de la rodilla.

Será conveniente permanecer al menos diez minutos haciendo elasticidad con el fin de reposar y que el pulso vuelva a un ritmo normal, para a continuación comenzar con los ejercicios de musculación y resistencia.

MUSCULACION

Un buen ejercicio de musculación consiste en correr durante unos minutos con otra persona sobre nuestra espalda. El esfuerzo será mucho más intenso si esto lo hacemos subiendo monte, pero eso dependerá de la fortaleza de cada uno y de las ganas que tengamos de trabajar.

Este tipo de entrenamiento proporciona un desarrollo espectacular de toda la pierna, especialmente del cuádriceps, y es necesario alternarlo con subidas y bajadas a través del campo, para no agotarnos demasiado.

Después de la musculación, podemos realizar algunas series técnicas, ya sea con patadas y puños, u otro tipo de combinaciones dependiendo del deporte que practique cada uno.

Y PARA FINAL...

Haremos una buena sesión de elongación y flexibilidad con la ayuda de un compañero.

EL AGUA

No existe ningún inconveniente en beber agua si hemos transpirado demasiado, aunque sería más conveniente unirla al cloruro sódico y al potasio (en los herbolarios existen mezclas idóneas para estos casos).

El agua debemos comenzar a beberla a sorbos pequeños y haciendo buches que luego expulsaremos, a continuación la podemos tragar, pero procurando no agotar del todo la sed.

CAPÍTULO 9

ENTRENAMIENTO DEL PECTORAL

Cuando vemos a un culturista, ya sea de elite como si es aficionado, en lo primero que nos solemos fijar es en los brazos, a ver si los tiene más o menos musculosos y naturalmente en si posee un gran pecho, el cual lo identifica como un hombre fuerte. No es así en la competición, donde un jurado trata de ver cuál de los competidores posee la mayor definición y sobre todo la mejor simetría. Pero lo que es una realidad es que en calidad de aficionados lo que más llamará la atención serán sus pectorales.

Por fortuna para los culturistas noveles os diré que la masa pectoral es tal vez el grupo muscular que primero se empieza a destacar de todos, pues es un grupo que admite ejercicios con bastante peso y grandes dosis de entrenamiento, lo cual en el argot culturista significa ser un músculo agradecido.

Ahora bien, si comparamos un ejemplar de cualquier revista especializada, la abrimos y encontramos un artículo sobre el entrenamiento de pectoral de un campeón nos llevaremos una alegría al pensar que acabamos de descubrir el secreto para tener un pecho al nivel que ellos. La desilusión vendrá más tarde cuando al comprar otra revista o un número más avanzado de la misma, leamos otra rutina de entrenamiento de otro gran campeón, pues comprobaremos que de la anterior difiere en la mayoría de las cosas, tales como ejercicios, ejecución de los mismos, número de series por ejercicios, etc. Y si leemos cincuenta rutinas de cincuenta campeones veremos que entre ellas hay sólo coincidencias y sin embargo, todos ellos poseen unos pectorales grandes.

¿Y AHORA QUE? Bueno yo os puedo hablar de mí, de mi experiencia, que pienso que ha sido positiva. Empezaré por deciros que también he leído un montón de revistas al respecto y he tenido la inmensa suerte de ver entrenar a grandes campeones de cerca e incluso poder preguntarles sobre el tema. He llegado a la conclusión de que cada uno de ellos hace un entrenamiento distinto a la vez que adecuado, para cada uno de sus grupos musculares y es porque al cabo de muchos años de Culturismo han aprendido a conocer su cuerpo mejor que nadie.

Conocen las necesidades de cada uno de sus grupos musculares, lo cual puede que un día nos suceda a nosotros, pero que aún no nos viene a dar la solución para conseguir la masa que estamos persiguiendo. Hay algo que me ha sido muy útil y es que he aprendido que en la mayoría de los entrenamientos de estos culturistas profesionales existían algunos ejercicios que ninguno de ellos descartaban, y que la mayoría de los antiguos culturistas machacaban hasta conseguir una masa inusitada.

Estos son: PRESS DE BANCA, PRESS INCLINADO, ABERTURAS HORIZONTALES O INCLINADAS, PULLOWER y CRUCES DE POLEA.

Como yo también soy un forofo del pectoral desde hace algún tiempo, he comprobado por mí mismo que haciendo debidamente algunos ejercicios básicos se puede conseguir una buena masa pectoral. Hay muchas discrepancias sobre el número de series y repeticiones; pero pienso que si vamos a coger la mayor masa posible tenemos que fijarnos en un principio tan antiguo como el Culturismo y es que a menos repeticiones con más peso nos dará un resultado de más masa muscular. Teniendo en cuenta esto me atrevería aconsejaros mi propio entrenamiento.

Yo empiezo el entrenamiento con el PRESS DE BANCA, con el cual me explayo, es decir, si tengo que hacer dos series más para conseguir la máxima congestión posible las hago.
Para este ejercicio podríamos emplear un método divulgado por WEIDER, el llamado Pirámide, consistente en hacer cuatro o cinco series aumentando el peso en cada una de ellas y bajando naturalmente el número de repeticiones hasta llegar a hacer un par de repeticiones en el último ejercicio (como ya hemos visto en sus consejos). Si bien es recomendable que esto no se haga de la forma más estricta y concentrada posible, así como es también

fundamental llevar la respiración acorde con el movimiento. Es decir, cuando tomamos en las manos el carro con el peso y lo vamos bajando hacia nuestro pecho, tenemos que ir tomando el aire por la nariz hasta tal punto que cuando vayamos a emprender la subida tengamos los pulmones repletos de oxígeno. Cuando lleguemos de nuevo a tener los brazos totalmente estirados con el peso de nuevo arriba lo podemos expulsar por la boca para volver a repetir lo anterior.

El segundo ejercicio imprescindible en mi rutina es el PRESS INCLINADO, que realizo en el aparato llamado MULTIPOWER, el cual al ir el peso por carriles me permite aumentarlo mejor y concentrarme plenamente en el movimiento. Naturalmente, lo desarrollo del mismo modo que el PRESS DE BANCA.

Pese a que yo en tercer lugar realizo el cruce de poleas que me va muy bien, casi os aconsejo mejor que hagáis unas aberturas ya sea en banco horizontal, como en banco inclinado. Teniendo en cuenta el principio de pirámide que es el que estamos entrenando, podemos realizar este ejercicio en similar modo que los anteriores, utilizando mancuernas de menos a mayor durante cuatro series.

No creo que fuera conveniente que entrenaseis más intensamente el pecho, es decir, si realizamos estos tres ejercicios de forma estricta y fuerte será más que suficiente para conseguir un buen pecho, pues de lo contrario lo que haríamos al incrementar la rutina con más ejercicios o series sería quemar el pecho y no levantar masa.

Yo creo que si atendéis mis consejos es muy posible que dentro de poco tiempo empecéis a ver buenos resultados. De cualquier manera tengo la convicción de que en un futuro próximo os acordareis de mí positivamente.

CAPÍTULO 10

SALTANDO A LA COMBA
JUEGO Y ENTRENAMIENTO

El salto a la comba es un método de entrenamiento del que no podemos olvidarnos. A través de la historia, la gente ha saltado a la comba no sólo por diversión, sino sabiendo lo útil y saludable que es, especialmente para los atletas. Incluso en lugares recónditos de la selva se ha visto a nativos saltando a la comba con sarmientos o tiras flexibles de bambú.

Hoy en día, se ha comprobado que saltar a la comba es bueno, no sólo para boxeadores como ya se venía haciendo, también para atletas, jugadores de fútbol, boxeadores thai, etc. Muchos levantadores de peso saltan a la comba utilizando cadenas pesadas, incluso es beneficioso para mejorar las técnicas de los artistas marciales. Fortalecerá tus muñecas permitiéndote realizar agarres con más fuerza, aumentará la fortaleza de tus brazos y hombros haciendo más fácil el librarte de tu oponente, y tus técnicas de mano en ataque serán más potentes.

Este tipo de entrenamiento es utilizado para mejorar la coordinación entre ojos y manos, adquirir mayor agilidad general e incrementar la flexibilidad de casi todas las articulaciones, sobre todo las grandes articulaciones esferoides de la cadera y las de los hombros.

El salto a la comba da un sentido del equilibrio mucho mejor. Aumentará la movilidad de tus pies de manera que podrás desplazarte mucho mejor, ser más rápido al agacharte y mover las piernas con mayor velocidad. Las piernas se fortalecen mucho con el salto a la comba, así tus posturas pueden ser más bajas y firmes, y las patadas más potentes.

Se han hecho experimentos para comprobar si el saltar a la comba mejora la resistencia más o menos que el footing. Mientras algunos expertos opinan que 10 minutos saltando a la comba equivalen a diez minutos de footing, otros en cambio opinan que diez minutos de comba son similares a treinta minutos footing y su entrenamiento mejora aún más la resistencia. Lo que está claro es que este ejercicio es altamente benéfico y su entrenamiento no requiere de grandes aparatos; una cuerda de algodón, polietileno o nylon te servirá. Asegúrate que pese lo suficiente y se adapta bien a tus manos.

La longitud más adecuada se comprueba pisando el centro con los dos pies juntos, los extremos han de llegar a la altura de las axilas, haz un nudo en cada extremo para evitar su deslizamiento y ya puedes empezar.

Saltar a la comba es como nadar o montar en bicicleta, una vez que has aprendido ya no se olvida, pero ¡ojo!, aunque hayas sido un experto, si llevas largo tiempo sin practicar, comienza despacio. Tienes que darle tiempo al cuerpo para que se adapte a una nueva actividad, realizando primero un calentamiento de las articulaciones, relajando hombros, codos, muñecas, cadera, rodillas, tobillos y dedos.

El ejercicio básico de salto a la comba se realiza con los dos pies, con o sin rebote. La cuerda debe ir a una velocidad de 60-70 vueltas por minuto, si los saltos son con rebote y doble de vueltas si el salto es sin rebote. Saltando a esta velocidad se llama "ritmo medio", dando de 120 a 140 vueltas se realiza a ritmo regular

Para saltar con rebote, salta por encima de la cuerda mientras pasa y otra vez cuando esté por encima de tu cabeza. Así saltas dos veces por cada revolución de la cuerda. Para saltar sin rebote, simplemente saltas cada vez que la cuerda pasa por debajo de ti.

Otros dos ejercicios básicos son <salto alternativo> y el <salto con una pierna>. En el primero saltas sobre la cuerda con un pie cada vez como si estuvieras corriendo. Puedes empezar con el pie izquierdo o derecho. El salto sobre una pierna se realiza igual que el salto con los dos pies, con o sin rebote, pero saltando sobre un sólo pie.

Si no has saltado nunca, aprende así: Coge ambos extremos de la cuerda con una mano. La curva de la cuerda debe tocar el suelo junto a tus pies.

Mueve tu brazo y mano haciendo un arco, de manera que la cuerda dé vueltas desde el suelo y por detrás de tu cabeza, pasando por el frente otra vez hacia el suelo. Una vez que tengas el ritmo del movimiento del brazo, comienza a saltar a la vez que oyes la cuerda golpear el suelo.

Cuando te sientas familiarizado con estos movimientos, coge un extremo de la cuerda con cada mano, la curva de la cuerda debe quedar tras tus pies, en contacto con tus talones. Haz girar la cuerda sobre tu cabeza y por delante de ti, salta un instante antes de que la cuerda toque el suelo. Saltando justo lo necesario para que la cuerda pase bajo tus pies.

A continuación te damos una lista de buenos hábitos y prácticas que deberías seguir si quieres ser un saltador de comba competente:

- Fija un momento y lugar para saltar regularmente.
- Comienza con un ritmo que para ti sea natural, luego irás aumentando.
- Procura saltar sobre superficies suaves, maderas o baldosas.
- Salta relajado, cuando toques el suelo, los tobillos, rodillas y cadera deben estar ligeramente relajados.
- Para caer con suavidad, toma contacto con las almohadillas de los pies.
- Mantén la cabeza erguida con los ojos al frente.

- Mantén los codos y las manos bastante cerca del cuerpo.
- Haz los círculos lo más pequeños posible al darle vueltas a la cuerda.
- Practica los ejercicios nuevos sin la cuerda, después hazlo sosteniendo la cuerda con una sola mano hasta que adquieras familiaridad.
- Salta justo a la altura suficiente para pasar por encima de la cuerda.
- Realiza siempre un calentamiento antes de saltar.
- No tengas prisa por aprender ejercicios nuevos.
- Salta siempre calzado.

Si tienes problemas para realizar este juego tan sencillo, estarás cometiendo alguno de los siguientes errores:

- Saltando descalzo.
- Saltando sobre una superficie dura, como el cemento.
- Usando una cuerda excesivamente corta.
- Saltando demasiado deprisa cuando aún estás aprendiendo.
- Saltando con el cuerpo tenso.
- Mirando a tus pies mientras, saltas.
- Manteniendo los codos y manos demasiado lejos del cuerpo.
- Girando demasiado los brazos al voltear la cuerda.
- Saltando a demasiada altura en ejercicios fáciles.

- Saltando a poca altura en los dobles giros.
- Cayendo al suelo con los pies planos.
- Intentando realizar ejercicios demasiado difíciles antes de estar preparado.

Cuando comiences a saltar por primera vez, empieza con los dos pies juntos durante un tiempo. No cambies de ejercicio al saltar con un pie o con piernas alternas, hasta que tu resistencia, coordinación y ritmo estén preparados. Estos primeros ejercicios sirven para desarrollar la resistencia. Después puedes proseguir con otros más complejos y sus múltiples combinaciones. Cuando hayas alcanzado cierta habilidad mide tu nivel con las siguientes pruebas:

- Da el mayor número posible de saltos sin fallar.
- Da el mayor número de saltos posibles en 60 segundos.
- Da el mayor número de vueltas posibles a la cuerda en cada salto en cinco intentos sucesivos.

Ejercicios prácticos:

Ejercicio 1:

Este ejercicio se hace a la velocidad de ritmo medio (60-70 giros por minuto). Se llama "talón derecho, talón izquierdo".
1. Salta con ambos pies mientras la cuerda pasa por debajo.

2. Cuando la cuerda esté sobre tu cabeza, lleva la pierna derecha hacia delante y toca el suelo con el talón derecho mientras saltas sobre el pie izquierdo.
3. Salta otra vez con ambos pies mientras la cuerda pasa por debajo.
4. Cuando la cuerda esté sobre tu cabeza, lleva el pie izquierdo hacia delante y toca el suelo con el talón izquierdo mientras botas sobre el pie derecho.

Ejercicio 2:

A este ejercicio le denominamos "dedo derecho, dedo izquierdo" y se hace al mismo ritmo que el anterior.
1. Salta con ambos pies mientras la cuerda pasa por debajo.
2. Cuando la cuerda esté sobre tu cabeza, bota sobre el pie izquierdo al tiempo que llevas el pie derecho hacia atrás, tocando el suelo con la punta de los dedos.
3. Salta con ambos pies mientras la cuerda pasa por debajo.
4. Haz el mismo movimiento que en el n.º 2, sólo que ahora tocas el suelo con la punta del pie izquierdo.

Ejercicio 3:

Este ejercicio es una combinación de los dos anteriores, lo llamamos "talón y dedos" y se realiza a la velocidad de ritmo medio.

1. Comienza saltando con ambos pies.
2. Cuando la cuerda esté sobre la cabeza, toca el suelo con el talón derecho como en el ejercicio 1.
3. Salta cuando la cuerda pase por debajo de tus pies.
4. Cuando la cuerda se eleve otra vez sobre tu cabeza, lleva tu pie derecho hacia atrás, tocando el suelo con la punta de los dedos, como en el ejercicio 2.

Repite toda la secuencia de talón y punta de los dedos con el pie izquierdo. Comienzas otra vez con el pie derecho.

Ejercicio 4:

"Cruce de piernas".

1. Salta con ambos pies.
2. Da un salto con el pie izquierdo y toca con el talón derecho al frente.
3. Da otro salto con el pie izquierdo mientras cruzas el pie derecho hacia la izquierda frente al pie que da el salto y tocas el suelo con el dedo.
4. Da otro salto con el pie izquierdo y toca con el talón derecho al frente.
5. Saltas de nuevo con ambos pies.

Repite la misma secuencia con el talón izquierdo tocando el suelo y cruzando por delante.

Una vez que hayas dominado los movimientos básicos de toques con el talón, los dedos y los cruces de piernas, puedes hacer cuantas combinaciones quieras. Desarrolla tu imaginación creando tus propios ejercicios.

EXTENSION LATERAL Y APERTURA DE PIERNAS

Ejercicio 5:

Extensión lateral. Este ejercicio se realiza extendiendo una pierna y tocando el suelo con el pie a un lado.
1. Salta con ambos pies.
2. Cuando la cuerda esté sobre tu cabeza, bota sobre el pie izquierdo y simultáneamente toca con el pie derecho el suelo extendiendo la pierna hacia el lado derecho a una pequeña distancia del pie izquierdo.
3. Junta los pies y salta con ambos.
4. Repite la secuencia trabajando también con la pierna izquierda.

Ejercicio 6:

Extensión doble. Se realiza usando ambos pies en vez de uno sólo como en el ejercicio nº 5.
1. Salta sobre ambos pies
2. Extiende lateralmente el derecho como en la "extensión lateral".

3. Junta los pies y salta.
4. Extiende ahora la pierna izquierda.
5. Junta los pies y salta.
6. Repite toda la secuencia.

Ejercicio 7:

Apertura de piernas. En este ejercicio se extienden ambas piernas a los lados simultáneamente.
1. Salta sobre ambos pies.
2. Extiende ambas piernas a los lados. Al caer reparte el peso por igual en ambas piernas.
3. Salta de nuevo sobre ambos pies.
4. Repite la secuencia.

Ejercicio 8:

Apertura y cruce piernas. Este ejercicio es una combinación del ejercicio de cruce con el anterior.
1. Salta con ambos pies.
2. Extiende las piernas a los lados como en el ejercicio anterior.
3. Salta sobre la cuerda, pero cruzando la pierna izquierda sobre la derecha, cayendo con el peso distribuido por igual.
4. Cuando la cuerda esté sobre tu cabeza, vuelve a la posición de piernas abiertas.
5. Cuando la cuerda vuelva a pasar por debajo, salta cruzando la pierna derecha sobre la izquierda.
6. Vuelve a la posición de piernas abiertas.
7. Repite la secuencia.

CON PASOS GIGANTES

Ejercicio 9:

Este ejercicio consiste en la apertura de piernas de delante atrás y lo denominamos Tijera Gigante.
1. Salta con ambos pies.
2. Mientras estás en el aire, lleva el pie derecho delante y el izquierdo detrás. Separa los pies todo lo que puedas cayendo al suelo en esa posición.
3. Cuando la cuerda pase bajo tus pies, salta con los pies separados, y cambia las piernas de forma que tu pie izquierdo quede delante y el derecho detrás.
4. Repite la secuencia.

¡Ojo! Este ejercicio se realiza a toda velocidad, es decir, a más de 100 vueltas de la cuerda por minuto. Si todavía no tienes suficiente práctica, o simplemente no quieres llevar ese ritmo, conseguirás disminuirlo intercalando un salto con los dos pies, entre cada movimiento de tijera.

Ejercicio 10:

Salto Gigante.
1. Salta sobre ambos pies, pero más alto de lo normal.
2. Mientras subes mantén las rodillas juntas y extiende la porción superior de la pierna

derecha hacia delante y la porción inferior de la pierna izquierda hacia detrás. Esto has de hacerlo con las rodillas bien altas.

3. Al descender, junta los pies otra vez. Cuando toques el suelo salta de nuevo, cambiando el orden de las piernas.

4. Continúa la secuencia.

A continuación te enseñamos una serie de juegos que podrás realizar mientras corres, saltas o incluso pateas.

Ejercicio 11:

Este ejercicio consiste en coger ambos extremos de la cuerda en una mano, hacer girar la comba en un plano vertical mientras mueves los pies al ritmo de la cuerda.

Ejercicio 12:

Si llevas la mano frente al cuerpo, cerca del nudo de tu cinturón y haces girar la cuerda estarás haciendo el "molino de viento".

Mientras haces estos juegos, puedes pasarte los extremos de la cuerda de una mano a otra.

Para volver a la modalidad de salto normal, tienes que hacer el ejercicio 11; mientras lo haces separa - los extremos de la cuerda y agarra uno con cada mano. Sigue haciendo el mismo movimiento maniendo ambas manos en el mismo lado, entonces lleva una mano rápidamente por delante del cuerpo a la posición normal, con esto harás abrirse el arco de la cuerda de forma que puede volver a saltar.

Ejercicio 13:

1. Coge ambos extremos de la cuerda en la misma mano.
2. Agáchate y haz girar en círculo la cuerda, paralela al suelo.
3. Cuando la cuerda se acerque a tus pies, salta sobre ella.

Los ejercicios que continúan los suelen realizar los boxeadores, prueba tú también.

1. Bota sobre ambos pies hasta que estés preparado.
2. Cuando la cuerda comienza a descender frente al cuerpo, cruza los brazos a la altura de los codos, utiliza las muñecas con movimientos vigorosos para mantener la comba invertida en su movimiento giratorio.
3. Salta a través del agujero.
4. Al continuar la cuerda en su siguiente revolución, descruza los brazos y haz volver a las muñecas a su giro regular, saltando en forma normal.

Comprueba si eres verdaderamente bueno con este ejercicio, lo sabrás si eres capaz de cruzar y descruzar los brazos en cada vuelta.

Y por último, el ejercicio de doble giro de cuerda

que habrás de zar de la siguiente forma:

1. Salta sobre ambos pies.
2. Aumenta el ritmo de la cuerda a 140 vueltas por minuto al menos.
3. Cuando la cuerda baje, salta más alto de lo normal y sacude las muñecas para que la comba pase por debajo más rápido de lo normal.
4. Al subir, lleva las rodillas juntas al pecho mientras tus muñecas hacen girar la cuerda bajo tus pies por segunda vez.
5. Toca el suelo en posición agachada para que la cuerda te más tiempo para pasar bajo tus pies.

Si consigues realizar correctamente todos estos ejercicios, notarás una gran mejoría en tus movimientos, sea cual sea el deporte que practiques.

CAPÍTULO 11

CORAZÓN Y EJERCICIO FÍSICO

Al comenzar a realizar cualquier trabajo físico aumenta el metabolismo energético: su intensidad se mide por el consumo de oxigeno. Como la sangre es el vehículo que transporta el oxigeno, hay una serie de reacciones nerviosas, químicas, físicas y hormonales, destinadas a aumentar la adecuada distribución de la sangre a la periferia y el volumen minuto del corazón para proporcionar suficiente oxigeno al músculo.

Hasta lograr esa mayor irrigación, se origina un gran número de procesos funcionales, y pasa un tiempo hasta que tienen lugar la generación anaeróbica de energía. En ese proceso se forman ácidos intermedios, tales como el ácido láctico, ácido pirúvico, etc. que producen un cambio en el pH en sentido acidótico. Por eso, en el comienzo de todo entrenamiento si se realiza el trabajo anaeróbico se contrae una deuda de oxigeno, que constituye la condición previa y el desencadenante de la mayor absorción de oxigeno.

El efecto de ese cambio inicial sobre el metabolismo es complejo. Por una parte, las distintas acciones químicas provocan cambios locales en el sistema vascular; por otra, la acidificación facilita la llegada de oxígeno al tejido, de modo que aumenta el aprovechamiento periférico del oxígeno. Finalmente, debido a los cambios del medio que se producen en el músculo aumenta también el trabajo cardiaco, probablemente por efecto de los impulsos suministrados por el sistema nervioso vegetativo, que se adapta así a la demanda.

Después de ver el cambio inicial en la célula muscular, resulta importante para el desencadenamiento de la adaptación al trabajo de las funciones circulatorias.

El volumen minuto del corazón del que depende principalmente la absorción máxima de oxígeno, aumenta junto con esta absorción hasta el máximo. Las relaciones entre las dos magnitudes son muy estrechas, pero no exactamente proporcionales. El volumen minuto del corazón aumenta la intensidad del trabajo, se eleva la acidez del músculo y por ello el aprovechamiento de oxígeno es cada vez mayor.

Analizado esto vemos, pues, que la capacidad máxima de absorción de oxigeno depende:

1. Del volumen minuto del corazón.
2. Del aprovechamiento de oxígeno en la periferia.

El volumen minuto del corazón está determinado por el número de latidos y el volumen de cada uno. Bajo carga, ambas magnitudes aumentan.

El individuo no entrenado reacciona, ante todo, aumentando la frecuencia, mientras que el entrenado, sobre todo, en cargas pequeñas y medianas, regula en forma más económica aumentando el volumen sistólico.

A continuación citamos los mecanismos que acrecientan el volumen minuto:

1. Al comienzo de todo trabajo físico se produce, bajo un impulso central, un aumento del tono del simpático y una disminución simultánea del tono del parasimpático. Esto es lo que llamamos una adaptación a la fase ergótropica.
2. Existe un mecanismo regulador periférico accionado por impulsos de la musculatura, que se encuentra activo. Después del control nervioso inicial, la fase química se encarga de la regulación, y al cabo de unos 10 segundos sólo los cambios del medio celular son responsables de la regulación vascular para la irrigación de la célula muscular que se está trabajando.
3. Los cambios químicos producidos en la sangre también hacen aumentar el volumen minuto. Estos cambios, sobre todo la acidificación de la sangre y, en especial, el aumento de la presión del dióxido de carbono. Ambos estimulan el trabajo cardíaco.
4. La disminución de la resistencia periférica por la dilatación vascular y la reducción local de la presión producen un aumento del volumen

minuto y; sobre todo, una mayor irrigación de la musculatura que trabaja.

No obstante, no siempre es el volumen minuto el factor que limita el rendimiento, ya que el aumento de la irrigación local tiene limites anatómicos. Suponemos que en caso de que se halle comprometida menos de la sexta parte de la musculatura total, no sea el volumen de sangre, es decir, la absorción de oxígeno, lo que limita el rendimiento, sino la fatiga local. Sólo cuando intervienen más músculos, el rendimiento cardíaco es de significación decisiva. Para que la capacidad de absorción de oxígeno sea determinante, por lo menos tiene que participar en el ejercicio el 40% de la musculatura.

FRECUENCIA CARDIACA Y ENTRENAMIENTO

La disminución de la frecuencia del pulso que se comprueba, sobre todo, en el entrenamiento de resistencia es conocida desde hace mucho, y ha sido descrita como primer síntoma de una circulación entrenada. De acuerdo con las investigaciones hechas en deportistas de resistencia, la frecuencia del pulso en buen estado de entrenamiento es casi siempre inferior a las 50 pulsaciones por minuto.
Las 40 pulsaciones por minuto y aún menores (Pirie, famoso corredor inglés de resistencia, tenía hasta 32 con un ritmo normal en el

electrocardiograma), son raras. La causa de esta disminución, igual que los otros fenómenos de adaptación, han de atribuirse a la adaptación vagotónica o trofotrópica de la circulación en reposo.

Esta reducción del número de latidos surte un efecto muy beneficioso sobre el trabajo cardíaco. En una investigación con animales, se pudo demostrar que una reducción del número de latidos disminuye la demanda de oxígeno del miocardio, permaneciendo igual el desarrollo de energía. Además, el tiempo de tensión, el tiempo de expulsión y la duración de la diástole del corazón entrenado con baja frecuencia del pulso, se prolongan cuando el mismo se halla en reposo.

La prolongación de la duración de la diástole con baja frecuencia, ofrece la ventaja de una mejor irrigación del miocardio. Durante la sístole, el paso de la sangre por los capilares del músculo cardíaco está cerrado porque el engrosamiento del músculo, causado por la contracción, oprime el lecho capilar. Por lo tanto, la prolongada diástole es muy beneficiosa para la recuperación y mediante la suficiente irrigación sanguínea mejora el metabolismo miocárdico.

Todo trabajo físico aumenta el número de latidos. Ya los primeros latidos inmediatamente después de iniciarse el trabajo, permiten reconocer el aumento de la frecuencia. Con rendimiento estable, al comienzo del trabajo el ritmo del pulso aumenta rápidamente y finalmente se ajusta al nivel adecuado al esfuerzo. Este se conserva mientras dure el rendimiento.

Un comportamiento similar tiene el consumo de oxigeno. En el deportista, la frecuencia del pulso para un mismo rendimiento y para el mismo consumo de oxigeno es más baja; ello se debe a que lo regula principalmente aumentando el volumen sistólico. Es muy probable que la frecuencia del pulso sea controlada también por metabolitos de la musculatura y, sobre todo, por el contenido de fosfatos energéticos.

La absorción de oxígeno y la frecuencia del pulso permanecen aproximadamente iguales, y los fosfatos energéticos disminuyen en comparación con el valor inicial; pero se ajustan a un nivel más bajo y se mantienen en equilibrio porque el suministro y la demanda de energía son aproximadamente iguales. Entonces, cuanto mayor sea el esfuerzo, menores serán los fosfatos energéticos y en consecuencia más alta, la frecuencia del pulso.

En ello desempeña también su papel el volumen sistólico y, por tanto, el tamaño del corazón. Las frecuencias absolutas más altas las encontramos en los corazones más pequeños. Así, en los adolescentes la frecuencia es superior a 220 pulsaciones por minuto. En los adultos no entrenados los valores superiores a 220 no se dan con frecuencia, en cambio en los entrenados son raras excepciones las frecuencias superiores a 200.

Hay que tener en cuenta que existen, además, ciertas relaciones entre el espesor de la fibra miocárdica y el ritmo cardíaco. Cuanto más pequeña sea la fibra miocárdica, tanto más elevado es el número de pulsaciones que ese corazón puede alcanzar sin perjudicarse. No obstante, en los adultos las frecuencias que sobrepasan los 180 latidos por minuto son relativamente antieconómicas por el mal rendimiento que tiene el corazón en ese caso.

Un aumento de la frecuencia tiene un considerable aumento del consumo de oxigeno, y como consecuencia, una disminución de la economía metabólica en el miocardio. Por eso, en el deportista bien entrenado el número de latidos durante el esfuerzo es menor que en el no entrenado para un mismo rendimiento; ello se debe a que trabaja con la regulación económica del volumen sistólico.

PRESION ARTERIAL Y ENTRENAMIENTO

Numerosas son las investigaciones que se han hecho sobre la influencia del entrenamiento sobre la presión arterial. Los resultados coinciden en cuanto que en el sujeto entrenado la presión sistólica en reposo es más baja, mientras que la diastólica permanece más o menos igual. La diferencia está en el menor volumen sistólico en reposo.

La menor presión sistólica también debe considerarse como una manifestación de economía y descarga para el corazón, pues éste realiza el trabajo de presión en forma menos económica que el trabajo de volumen. Además, el trabajo de presión provoca una hipertrofia que es perjudicial para el metabolismo del miocardio.

Presión arterial bajo esfuerzo en el sujeto entrenado

El mismo esfuerzo, produce aproximadamente el mismo aumento de la presión sistólica en los sujetos entrenados y en los no entrenados. Pero los entrenados y los no entrenados difieren en la amplitud de la presión arterial. En los deportistas de rendimiento es considerablemente mayor debido al volumen sistólico. Además, con el mismo esfuerzo la presión arterial suele ser inferior.

Bajo esfuerzo, el volumen minuto aumenta y la resistencia periférica disminuye. No obstante, es necesario un aumento de la presión sistólica para que pueda aumentar la presión, y la velocidad de circulación de la sangre. Por lo tanto, en condiciones de trabajo, la presión arterial aumenta de acuerdo con la magnitud de la carga, mientras que la presión diastólica permanece igual o disminuye un poco.

También es muy importante el comportamiento de la presión arterial según el esfuerzo realizado.

Terminado el esfuerzo, la disminución de la frecuencia y la reducción de la presión arterial se realizan mucho más rápidamente en el sujeto entrenado. Sobre todo es típico el descenso de la presión diastólica por debajo del valor inicial. Esto permite al sujeto entrenado, después del trabajo, recuperarse mucho más rápidamente.

La circulación después de la suspensión del entrenamiento.

Cuando hay una suspensión repentina del entrenamiento sobreviene una disregulación funcional. Por el continuo entrenamiento el organismo se adapta al mayor esfuerzo y cuando éste se suspende se produce un desajuste entre las regulaciones de alto rendimiento por una parte, y la falta de esfuerzo por la otra. Esto puede provocar irregularidades en la prolongada disminución del rendimiento que se manifiesta con malestares, mareos, sudación y dolores precordiales. Se trata de un fenómeno de deshabituación deportiva, debido a que el organismo no se ajusta armoniosamente al reposo. El mejor tratamiento para este estado consiste en la realización de una actividad deportiva leve.

EL DEPORTE COMO PREVENTIVO DE LAS ENFERMEDADES CARDIOVASCULARES

Hoy en día conocemos la importancia del deporte para la medicina preventiva y la rehabilitación. Las enfermedades vasculares y sus secuelas han aumentado considerablemente en los últimos 50 años. Actualmente un porcentaje elevado de las defunciones son consecuencia de estas enfermedades. Uno de los factores que, además de la sobrealimentación con abundancia de grasas y la permanente sobrecarga psíquica, contribuye a ello, es la falta de movimiento.

Ya que el entrenamiento físico dilata la coronarias y multiplica los capilares en el miocardio, no hay mejor método para prevenir el infarto cardíaco que el entrenamiento físico. Otras experiencias hechas en animales mostraron que el deporte también disminuye la arteriosclerosis. Observaciones similares se hicieron en el hombre, encontrando que hay una menor frecuencia del pulso en las personas entrenadas que en las no entrenadas de la misma edad. Esto predispone a una menor esclerosis de los vasos.

Como dato anecdótico, podemos comentar, la diferencia de trabajo que se da en los carteros que trabajan en la calle con los que atienden en ventanillas; el esfuerzo realizado por los primeros les previene de trastornos coronarios y de infartos.

CAPÍTULO 12

RECUPERACIÓN SEGÚN EL DEPORTE

EL CICLISMO

Las carreras ciclistas de largas distancias están vinculadas con una actividad que alterna intensidades medias y altas. No obstante, el relieve variado del terreno y la necesidad de efectuar las diferentes etapas del recorrido con velocidad máxima y sub-máxima, permiten clasificar esta disciplina deportiva entre los ejercicios de intensidad variable. Las cargas de entrenamiento en el ciclismo se caracterizan por un gran volumen y una fuerte intensidad. Así, el volumen respiratorio por minuto puede llegar a 150-200 litros y el consumo de oxígeno a 5 litros o más. El gasto de energía en el transcurso de las sesiones de entrenamiento y durante las competiciones es relativamente elevado. Durante las carreras de ciclismo de 50 y 100 metros, los gastos totales de energía en el transcurso llegan respectivamente a 1100 y 2300 kilocalorías. Las carreras de ciclismo de largas distancias exigen gran desarrollo de las posibilidades aeróbicas y anaeróbicas por parte de los deportistas. Los ciclistas de clase internacional son capaces de mantener su consumo de oxígeno en un nivel que representa del 90 al 95% del consumo máximo.

El consumo máximo de oxígeno tiene un valor variable según los diferentes períodos del entrenamiento anual. La menor capacidad aeróbica es comprobada en el período transitorio alcanzando el consumo máximo de oxígeno valores de aproximadamente 40 ml/kg./minuto. En el período preparatorio, el consumo máximo de oxígeno se eleva progresivamente, y al comienzo del período competitivo, llega a un promedio de 64 ml/Kg./minuto.

La duración de la recuperación depende de la magnitud de los gastos energéticos y de los mecanismos de aprovisionamiento en la sesión de entrenamiento. Los datos con los que contamos, nos demuestran que la frecuencia cardíaca re-encuentra sus valores iniciales después de 24 horas y la tensión arterial sólo necesita de 3 a 4 horas. La recuperación completa, en cuanto a composición de la sangre se refiere, no se comprueba hasta el quinto o séptimo día después de haber sufrido un cambio importante.

Unido a esto, se observó que inmediatamente después de una sesión de entrenamiento, el contenido de ácido láctico de la sangre se eleva hasta 48,2 mg por ciento, y el azúcar desciende un 18,6 mg por ciento. Entre 12 y 20 horas tardan los parámetros sanguíneos en acercarse a las constantes fisiológicas del descanso.

Así, 12 horas después de las sesiones de entrenamiento intensas, el contenido de ácido láctico y azúcar en sangre entre los ciclistas representa, respectivamente, 12,3 y 85 mg por ciento.

Datos similares se encontraron durante los estudios relativos a la sangre periférica, y respecto del número de eritrocitos en hemoglobina, el número de leucocitos, de trombocitos, la fórmula leucocitaria, el índice colorímetrico de la sangre, y la sedimentación. Entre los deportistas sometidos a estudio inmediatamente después de una sesión de entrenamiento intenso, comprobamos variaciones importantes sobre los parámetros estudiados en la sangre periférica. Pero ya después de las 12 horas, las características de la sangre analizada se aproximaba al nivel inicial.

Estas investigaciones nos permitieron conocer la eficacia sobre el organismo de la sesión de entrenamiento simple o doble en el primer, segundo y tercer día de entrenamiento.

Las cargas de entrenamientos se realizaron de la manera siguiente: Durante el período preparatorio el primer entrenamiento consistía en una carrera de 70 Kms efectuada a un ritmo regular. La intensidad representaba del 65 a 70% de la intensidad máxima. El segundo entrenamiento, 70 + 70 Kms, ritmo regular, intensidad: 65 a 70%. El tercer entrenamiento 70 + 90 + 50 Kms, ritmo regular, intensidad: 65 a 70 %.

En dos entrenamiento por día: 70 Kms por la mañana y 90 por la tarde; el ritmo: 65 a 70% del máximo. En el período pre-competitivo, el primer entrenamiento, 70 Kms a ritmo variable; 5 Kms a una velocidad entre 38 y 45 Kms; a continuación, 5 Kms a la velocidad de 25 a 30 Kms/h. Como complemento, 35 Kms de velocidad sub-máxima. El segundo entrenamiento: 70 + 70 Kms a ritmo variable; 2 x 35 Kms a la velocidad de 38 a 45 Kms/h.; el tercer entrenamiento: 70 + 90 + 50 Kms (70 Kms regularmente, 90 Kms a un ritmo variable y 50 Kms a una velocidad entre 28 y 30 Kms/h.).

En consecuencia, el mejoramiento del nivel de entrenamiento conduce a un incremento del consumo de oxígeno que garantiza el mantenimiento aeróbico en un nivel más elevado inmediatamente después del entrenamiento y durante el período de recuperación.
Después del entrenamiento la recuperación se caracteriza por variaciones importantes de la función motora, comprobándose una disminución de la fuerza y duración del esfuerzo estático de los músculos, de la pierna y del tronco.

El esquí de fondo

El esquí de fondo forma parte de las actividades musculares de gran exigencia, alternándose en él momentos de intensidad submáxima y máxima.

Las condiciones meteorológicas particulares (baja temperatura, elevada humedad, viento en contra, etc.), exigen al sistema energético del esquiador estar en plena forma. Los gastos energéticos globales, en el transcurso de una sesión de entrenamiento, pueden alcanzar de 4.000 a 5.000 kilocalorías.

Las necesidades energéticas de la actividad muscular en el esquí de fondo están aseguradas, en los esencial, por las reacciones aeróbicas. Es por ello que los resultados de los esquiadores son determinados en gran medida por su potencial aeróbico.

El carácter variable de la actividad, el trabajo intenso durante las subidas, presentan también una exigencia importante de los mecanismos anaeróbicos. Así, el ácido láctico sobre una distancia de 10 a 30 Kms. puede alcanzar 110 a 115 mg por ciento, y en ciertos casos 150 mg por ciento. El consumo de oxígeno y el valor de la deuda de oxígeno dependen del perfil de la distancia.

Los gastos energéticos elevados de los esquiadores de fondo ocasionan variaciones de la glucemia. Se observa que en una serie de casos, sobre todo entre los esquiadores poco entrenados, el nivel de glucemia puede ascender hasta 38 mg por ciento.

Para evaluar los fenómenos que se dan en la recuperación se puede estudiar los parámetros concernientes a los mecanismos aeróbicos y anaeróbicos.

En investigaciones hechas en 1974, se determinó que, inmediatamente después de una carrera de esquí de 30 Kms., el consumo máximo de oxígeno disminuía en un 20 por ciento. Al termino de 5 horas, el consumo máximo de oxígeno aumentaba y representaba el 90% del nivel inicial. En las etapas siguientes de la recuperación, entre 15 y 22 horas después, se observó una elevación importante del potencial aeróbico. Sólo después de 28 y 38 horas se comprobaba la recuperación total, y en una serie de personas, el valor del consumo máximo de oxígeno se elevaba por encima del nivel inicial.

Resultados ligeramente diferentes nos pusieron al día durante el análisis de la capacidad del organismo para acumular la deuda de oxígeno. Inmediatamente después de la carrera, el nivel de la deuda de oxígeno había bajado de modo muy significativo, principalmente a causa de la fracción láctica de la deuda de oxígeno. Además, el volumen de trabajo necesario para determinar la deuda de oxígeno máxima (comprobado sobre una bicicleta ergométrica), era inferior al ejecutado antes de la carrera. Simultáneamente, las necesidades de oxígeno se elevan a 1 Kg./m. de trabajo. Al término de 5 horas, se comprobó una recuperación parcial de la capacidad de trabajo y del valor de la deuda máxima de oxígeno, principalmente por la elevación de la fracción láctica. Al término de 15 a 22 horas, se comprobaba la recuperación completa de la capacidad de trabajo y del potencial aeróbico.

Después de una carrera de 15 Kms. el consumo máximo de oxígeno y la capacidad de trabajo no disminuían significativamente, sino después de una carrera de 30 Kms. A menudo, el valor del consumo máximo de oxígeno quedaba en el nivel medio del que había antes de la competición.

Durante la evaluación de las particularidades de las fases tardías de recuperación; se vio, que durante un trabajo estándar en diferentes etapas de la recuperación, después de una carrera de esquí de 30 Kms, las variaciones del consumo de oxígeno no eran iguales. Inmediatamente después de la carrera, el consumo de oxígeno se elevaba. Sin embargo, al término de 5 horas, volvía a su valor inicial.
En consecuencia, después de la realización de un trabajo estándar de intensidad media, la recuperación era más rápida que con posterioridad a la ejecución de ejercicios musculares muy intensos.

Las conclusiones sobre el esquí de fondo a que nos llevan estas investigaciones son las siguientes:

1. El carácter variable de la actividad del corredor de esquí requiere una buena preparación, tanto de las capacidades aeróbicas como de las capacidades anaeróbicas.
2. Las carreras de esquí de 30 Kms. hacen bajar los potenciales aeróbicos y anaeróbicos, así como elevan el consumo de oxígeno por unidad de trabajo ejecutado.

3. Los plazos de recuperación del consumo máximo de oxígeno y de la deuda máxima de oxígeno no son los mismos. La recuperación posterior al trabajo, de la deuda máxima de oxígeno y del consumo máximo de oxígeno, duran respectivamente entre 28 y 38 horas y de 15 a 22 horas.
4. Después de una carrera de 15 Kms, el potencial aeróbico puede no mermar inmediatamente sino después de 5 horas de finalizada la prueba. La recuperación dura de 5 a 15 horas aproximadamente.
5. El organismo es más apto para ejecutar los ejercicios estándar de intensidad media que los ejercicios de carga máxima. Esto parece probar por qué los esquiadores son capaces de ejecutar un ejercicio, con una carga media sin que su capacidad de trabajo esté completamente recuperada.

Gimnasia deportiva

El tipo de entrenamiento actúa de forma radical sobre los parámetros concernientes al metabolismo energético, al sistema cardio-vascular, a la función respiratoria, al aparato neuromuscular y a la función motora del gimnasta. Así, el consumo de oxígeno puede variar en límites que van desde 393 hasta 3020 ml. por minuto. Con la elevación del nivel deportivo, el valor absoluto de los gastos energéticos aumenta.

Una gran carga muscular en el transcurso del entrenamiento, conduce a una merma considerable del estado funcional del sistema nervioso central.

En relación con una carga de entrenamiento muy importante, las pruebas combinadas de gimnasia representan un trabajo menos intenso respecto del volumen de los ejercicios ejecutados y las modificaciones funcionales resultantes. El periodo de la recuperación después de la competición es más corto que después de un entrenamiento con una gran carga elevada.

A continuación de una carga media, disminuye la fuerza de los músculos que soportan la carga principal durante los ejercicios con aparatos (extensores de tronco, de la espalda, del muslo y de la pierna; flexores del tronco, de la espalda, del pie, abductores y aductores de la espalda). Una fuerte disminución de la fuerza es característica de los extensores del tronco (15%) y de la espalda (13%), así como los abductores de la espalda (16%). La fuerza muscular se recupera en las 4 primeras horas que siguen a la sesión de entrenamiento; después de 15 a 24 horas, se da cierto aumento de la fuerza de diferentes grupos musculares en relación con el nivel inicial. La fuerza de los pequeños grupos musculares se recupera más rápidamente que la de los grandes grupos musculares.

Durante la ejecución de una prueba estándar, después de una sesión de entrenamiento, los gastos energéticos del organismo aumentan.

No se observa descenso del consumo de oxígeno durante las 13 primeras horas de la recuperación. Las variaciones más importantes se dan entre 2 y 5 horas después de la sesión; al término de 21 horas, notamos cierta disminución de los gastos energéticos. Entre los gimnastas entrenados, la recuperación de los gastos energéticos posterior al entrenamiento es más rápida.

Gimnasia moderna

Los ejercicios de gimnasia moderna se distinguen por una gran intensidad, una ausencia de posición estática y un trabajo importante de velocidad-fuerza. Las gimnastas se caracterizan por mostrar índices elevados de capacidad de trabajo físico.

Durante las sesiones de entrenamiento se registran frecuencias cardiacas elevadas (180 a 192 pulsaciones por minuto). En las competiciones, después de 20 ó 30 segundos de dar comienzo los ejercicios, la frecuencia cardíaca se eleva hasta 186 pulsaciones por minuto. La aceleración máxima de la pulsación en las condiciones de entrenamiento, ocurren después de la ejecución del ejercicio obligatorio con cinta y la aceleración más débil, en el transcurso del ejercicio sin aparato.

Durante la ejecución del programa obligatorio, los mecanismos aeróbicos y anaeróbicos desempeñan un papel importante. Las fuentes de energía aeróbicas representan el 51% y las anaeróbicas el 49%, del rendimiento deportivo.

Después del entrenamiento se produce un aumento de los gastos energéticos del orden del 40%; 13 horas después de la finalización del entrenamiento se ejecuta el ejercicio obligatorio con la misma frecuencia respiratoria y cardíaca e igual cociente respiratorio que antes de la sesión de entrenamiento. Sin embargo, el valor del consumo de oxígeno se eleva ligeramente. Entre 13 y 24 horas, todos los índices regresan a su nivel inicial.

Esgrima

La esgrima se caracteriza por acciones variables de corta duración: punzar, tocar, golpes, fintas, recepción de defensa. La reacción instantánea ante las acciones del adversario, la velocidad elevada de los movimientos son los rasgos característicos de la esgrima. Por la intensidad de los combates, la esgrima es catalogada como un deporte de intensidad sub-máxima a máxima.

La esgrima contemporánea se caracteriza por cargas de entrenamiento y competición elevadas. El valor energético de una sesión de entrenamiento representa entre 900 a 1200 Kilocalorías. El gasto máximo de energía se da en las fintas y el menor en los desplazamientos y los pasos. El volumen respiratorio minuto en las sesiones de entrenamiento y en la competición puede llegar hasta los 80 o 90 litros. La frecuencia respiratoria durante el combate presenta grandes variaciones, aumentando el término medio, hasta 40 ciclos respiratorios por minuto.

La especialidad del combate individual en esgrima excluye una respiración rítmica y las apneas son frecuentes. La mayoría de las funciones y de las acciones se realizan en apnea o en aplicación rápida, es decir, en condiciones de hipoventilación. Esto exige al deportista una alta eficacia anaeróbica. El requerimiento del sistema cardio-vascular durante las sesiones de entrenamiento es moderado a sub-máximo.

Para evaluar la influencia de cargas de entrenamiento y de competición sobre el organismo de los esgrimistas, son importantes las investigaciones sobre el temblor fisiológico.

Entre los esgrimistas, la frecuencia del temblor varía bajo la influencia de la sesión de entrenamiento. Así la frecuencia de temblor antes de la sesión era igual a 302 oscilaciones por minuto y después del entrenamiento, era de 384 oscilaciones por minuto. Al término de 2 horas, en la recuperación, existe una disminución en la frecuencia del temblor. Los exámenes efectuados al día siguiente, o sea, 14 horas después del entrenamiento, muestran valores correspondientes al valor inicial.

El temblor fisiológico se considera un fenómeno positivo, así como el motor de las modificaciones del régimen de trabajo, lo cual favorece visiblemente la capacidad de trabajo de larga duración. Por este hecho, el aumento del temblor después de una sesión de entrenamiento, puede considerarse como una reacción de adaptación del aparato motor, con vista a crear condiciones que aseguren la adaptación de las estructuras nerviosas y musculares. Este fenómeno parece asegurar una mejor irrigación sanguínea de los músculos fatigados, reforzando los procesos de oxigenación.

En esgrima, la recuperación de una sesión de entrenamiento se manifiesta también por las variaciones de las características temporales voluntarias de la contracción y relajación muscular. Inmediatamente después del entrenamiento, hemos comprobado un aumento de los tiempos de reacción voluntarias.

Un aumento importante de las características temporales de la contracción y relajación voluntaria, se comprobó entre 2 y 3 horas después del entrenamiento. Sólo, al cabo de 13 ó 14 horas los índices estudiados se correspondían con el nivel inicial.

CAPÍTULO 13

LESIONES POR MAL ENTRENAMIENTO

Los malos modos de entrenamiento, especialmente aquellos que insisten en trabajar por encima de nuestras posibilidades, provocan serios problemas físicos en el deportista. Estas anomalías harán su aparición en los torneos deportivos.

Pies doloridos, rodillas hinchadas y quizá pequeñas fracturas óseas, son algunas de las consecuencias posteriores a un día de torneo.

Según las experiencias más fidedignas, la repetición monótona de movimientos al aire, cientos de veces, son la causa primera de los fallos en la salud del practicante.

Nuestro organismo es consciente de ello, nos avisa mediante el dolor y el sufrimiento de que algo está a punto de fallar. Por desgracia, malos instructores consideran esos avisos como vaguería e incluso como señales que indican que hay que insistir aún más. Trabajar en el umbral del dolor dicen, hace progresar más al alumno.

Para evitar en lo posible que el deportista acabe prematuramente envejecido o lesionado para toda su vida, hay que tener en cuenta algunas cuestiones.

Primera, las posiciones incómodas no son necesariamente saludables, habrá que evitar caer en la exageración tratando de colocarse de manera más racional.

Cada alumno, en función de su flexibilidad, podrá exagerar más o menos las posiciones.

Las técnicas con salto son otras de las prácticas con gran riesgo, mucho más aquellas que se realizan con giros.

El practicante no deberá insistir demasiado en ellas, ya que a fin de cuentas apenas las podrá utilizar en situaciones reales. En caso de realizarlas, deberá hacerlo con total relajación y cuidando mucho el giro de los pies y las rodillas.

Mucha gente piensa que solamente la repetición insistente de las técnicas básicas pueden dar buen resultado, que así se logra la llamada *"memoria muscular"*. Pero esto es algo que servía en la antigüedad y que aún puede resultar en personas poco dotadas intelectualmente. Ahora, con los mejores conocimientos sobre el cuerpo humano y el mejor desarrollo psíquico de los practicantes, no es necesaria la repetición de los ejercicios para llegar a dominarlos.

También se está cuestionando la fase de calentamiento agotador, la cual no sirve para proporcionar buena forma física a los practicantes y por contra les deja bastante cansados para el resto de la clase.

Algunos de los ejercicios que se nombran a continuación pueden constituir un peligro serio para los alumnos y deberán ser evitados, o al menos practicados eventualmente:

Saltos o brincos repetitivos sobre el mismo sitio, especialmente cuando se realiza sobre suelo duro. Estos rebotes pueden lesionar por aplastamiento la rodilla, debilitar los tobillos hasta hacerlos frágiles. Golpear a objetos duros, como puede ser una madera fija o incluso un saco pesado, es otra fuente importante de lesiones, especialmente en principiantes. Hay que procurar no golpear a objetos de este tipo mientras no se tenga una técnica de pegada correcta, e incluso entonces nunca hay que pegar con la máxima potencia. Si queremos entrenar duro en el saco pesado, sería conveniente vendarse las manos como hacen los boxeadores o ponerse guantillas apropiadas.

De entre todos los ejercicios peligrosos hay que destacar los puñetazos y las patadas realizadas al aire con la máxima potencia, y aún lo son más si se efectúan con saltos o giros. El entrenamiento para los rompimientos con grandes saltos debería hacerse muy progresivamente, empezando por pegar a un cartón o una manopla.

Otra fuente de problemas son las hiperextensiones, esto es, ejercicios que hacen que las articulaciones salgan de sus límites normales, dilatándolas más de lo fisiológico. Un ejemplo de ello son los estiramientos forzados más allá de lo prudente y los golpes a puntos móviles. Un objetivo que estaba en un lugar concreto y que se mueve justo en el momento en que habíamos utilizado toda nuestra fuerza para golpearle, provoca con seguridad dolor en la zona golpeadora.

La energía cinética acumulada es muy grande y se vuelve totalmente contra nosotros.

Las zonas golpeadoras son así mismo una fuente de lesiones ya que actualmente nadie las curte o fortalece. El canto de la mano, los nudillos, los dedos de los pies o la tibia, son algunas de las zonas de impacto más usuales pero que no están dotadas de una buena resistencia para soportar golpes. Los practicantes de la antigüedad estudiaron cómo golpear con esas partes corporales, aparentemente frágiles, pero que terminaban siendo sumamente robustas después de los adecuados ejercicios de fortalecimiento.
Los tiempos modernos han olvidado esta labor de fortalecimiento corporal, pero las zonas golpeadoras siguen siendo las mismas. El resultado es que la tibia se fractura con facilidad y que los nudillos se despellejan al menor contacto fuerte.

De igual manera, estos métodos antiguos insistían en los métodos de entrenamiento duros, extremadamente duros, pero que convertían a sus practicantes en luchadores temibles. Hay tener en cuenta que los tiempos han cambiado y a menos que se dedique uno a practicar todo el día, no es posible igualar a aquellos peleadores. Pretender emularles entrenando tres o cuatro días por semana es ilusorio por muy fuerte que sea el entrenamiento. Un trabajo exhaustivo, concentrado en pocas horas de entrenamiento, no provoca nada más que lesiones y envejecimiento prematuro.

Al organismo corporal hay que darle tiempo para cambiar y acomodarse a los nuevos requerimientos. Es como si una persona pretendiera ponerse en forma física jugando un partido de fútbol los sábados por la tarde.

En el momento del torneo es por supuesto cuando aparecen con más frecuencia las lesiones, ya que para conseguir ganar al oponente se requiere cierta dureza. Los golpes del contrario hay que saber encajarlos, y para ello nuestro cuerpo debe estar previamente curtido. Esta es una labor que hay que realizar durante el entrenamiento aprendiendo a resguardarnos las zonas más vitales y a soportar un moderado castigo. Para lograr una buena condición física en este sentido hay que empezar poco a poco, comenzando por golpear y ser golpeado por un saco pesado, entrenamiento de potencia con sacos y manoplas, así como las debidas protecciones con guantes y botines. Solamente cuando estemos acostumbrados a pelear con un compañero de gimnasio es cuando deberemos presentarnos a una competición.

Es importante recordar que en cualquier entrenamiento, la aparición de un dolor fuerte es síntoma de que algo no va bien y hay que dejar de entrenar inmediatamente. Soportar el dolor está bien, pero ser un mártir insensato es una estupidez.

La mente puede estar preparada para soportar un duro castigo, pero es posible que el cuerpo no, y acabemos, por ejemplo, con el hígado destrozado durante un combate.

UN ENTRENAMIENTO RECOMENDABLE

En primer lugar, deben realizarse ejercicios de aeróbic con el fin de aumentar la absorción de oxígeno y mejorar así la función cardiovascular. Después sería conveniente hacer ejercicios de resistencia, bien sea con pesos o caminando por cuestas. Para finalizar, una sesión corta de flexibilidad articular es lo más recomendable.
El footing y los saltos no son parte esencial, aunque de vez en cuando se pueden practicar moderadamente.

Las simulaciones de las técnicas se pueden realizar, pero solamente para coger la forma correcta, nunca para entrenar potencia. Las patadas y los movimientos bruscos que se efectúan al aire son, por tanto, una fuente de lesiones para el futuro.
El calentamiento debe ser un acondicionamiento suave, nunca un ejercicio extenuante y hay que poner especial énfasis en la flexibilidad de las articulaciones del cuello, rodilla y hombros.

Un ligero trabajo delante del espejo para estudiar técnicas con las posiciones correctas, es algo que se puede incluir también en la fase de calentamiento.

El trabajo con sacos de diferente tamaño, que simulan el cuerpo del adversario, son hoy día un puntal imprescindible para el buen competidor.

Nos mejoran el sentido de la distancia, nos acondicionan la resistencia física, mejoran la potencia en la pegada y nos dan una medida exacta de nuestras posibilidades. Un persona que no sepa golpear al saco con precisión y contundencia nunca debería realizar combates. Y esto es extensible a cualquier otro deporte en el cual exista una confrontación con el adversario, como ocurre en el rugby o el fútbol.

En cualquier otro tipo de entrenamiento, hay que realizar previamente un calentamiento y no emplear demasiada potencia en los comienzos. La repetición exagerada de las técnicas también puede provocar lesiones, aunque tengamos las manos protegidas.

El acondicionamiento de resistencia debe realizarse de una manera progresiva y para ello es bueno contar con pesas o lastres adecuados. Entrenar en una piscina o en el mar es una buena manera de ganar resistencia, lo mismo que subir fuertes pendientes.

Lastres en la cintura, en los tobillos o en las muñecas son adecuados, pero nunca hay que pegar golpes cuando los tenemos puestos. La masa adicional proyectada hacia delante nos puede dislocar una articulación de manera instantánea.

Como resumen de todo lo anterior, se podría decir que preparar un cuerpo como arma apto para el combate, es labor de años, nunca de meses.

Para aquellos deportistas que no sean necesarias las técnicas de pelea, el entrenamiento descrito les será igualmente útil ya que les mejora la potencia, los reflejos, la fortaleza corporal y la audacia.

No podríamos considerar un entrenamiento completo sino incluimos al final una fase de relajación. Hay que tener en cuenta que el cuerpo necesita prepararse para el paso de un trabajo intenso a uno de calma, lo mismo que pasar del sedentarismo al entrenamiento intenso. Para evitar lesiones es necesario también ir disminuyendo poco a poco la intensidad del entrenamiento, finalizando con unos minutos de meditación y relax. Esto le proporcionará al alumno un perfecto equilibrio mental.

Para saber si estamos en condiciones de irnos a casa, nos deberemos tomar el pulso. Si es superior al 20% de nuestras pulsaciones normales deberemos relajarnos un poco más.

Una vez en nuestras casas deberemos estar atentos a las señales del cuerpo. Si existe malestar, náuseas, dolores difusos o vértigos, será señal inequívoca que el entrenamiento no ha sido adecuado para nosotros, y el próximo día tendremos que averiguar dónde estuvo el error. De persistir al día siguiente el malestar deberemos consultar rápidamente al médico.
Beber líquidos en abundancia, antes y después, comer alimentos ricos en hidratos de carbono sin refinar, así como utilizar energizantes naturales como complemento a nuestra dieta, son detalles tan imprescindibles para ser un buen deportista como el mismo entrenamiento.

Un mal trato al cuerpo o entrenar sin haber comido lo suficiente, nos puede hacer perder un torneo importante o, lo más grave, dejarnos lesionados durante semanas.

FRACTURAS POR SOBRECARGAS

Se entiende por fracturas por sobrecargas la incapacidad del hueso para resistir un sobreesfuerzo, ya sea aplicado de forma rítmica o espontánea. La aparición de este tipo de fracturas puede deberse a microtraumatismos repetidos o a un sobreesfuerzo momentáneo. Actualmente, en medicina deportiva se consideran solamente dos tipos de fracturas, a saber: las fracturas por fatiga, que son aquellas que se dan en sujetos normales o deportistas, y que ocurren al sobrepasar la resistencia elástica del hueso mediante la aplicación de un sobreesfuerzo anormal; y las fracturas por insuficiencia que se dan en individuos mal acondicionados o con elasticidad ósea insuficiente y que pueden ocurrir bajo sobrecargas normales. Un tercer tipo de fractura serian las patológicas; reservadas a personas afectas de alguna enfermedad ósea o con los huesos anteriormente debilitados.

COMO SE PRODUCE UNA FRACTURA

Quizá la manera más sencilla para comprender el porqué se rompe un hueso sería el estudio de la resistencia de materiales, tal y como se estudia en las escuelas de Ingenieros o Aparejadores.

Para cada material existe una resistencia mecánica y otra resistencia dinámica, pudiéndose producir la rotura bien por una carga máxima única o por cargas menores y rítmicas, pero que a causa de su repetición acaban por fatigar al material mediante las vibraciones.

El hueso, aunque de apariencia distinta, se comporta igual que cualquier otro metal más duro, y sometido a una acción lenta pero continua (no olvidemos que la práctica de un deporte es así), acabará sobrepasando el límite de su elasticidad y el de su resistencia mecánica.

Al igual que en los metales, el hueso aguanta mejor un peso estático por grande que sea, que un esfuerzo repetido numerosas veces, dándose la circunstancia en estos casos de que el mal aparece sin aviso previo. Un entrenamiento progresivo, en el cual se va aumentando la resistencia del hueso a la fatiga, contribuirá en gran medida a que las sobrecargas esporádicas no afecten a la estructura.

El comienzo de una fractura es paulatino. Al no ser el hueso una estructura sólida sino una reunión de miles de fibras (trabéculas), cada una de longitud diferente a la otra, la sobrecarga incide primeramente sobre aquellas que son más largas y más flexibles.

Una vez que éstas se rompen el organismo comienza una labor restaurativa y un microcallo reparador restaura la lesión en menos de quince días.

El problema aparece cuando continúan aplicándose sobrecargas durante este período, cosa bastante normal ya que la persona afectada no nota ningún dolor que le avise de su problema, salvo ligeras molestias que se suelen atribuir a los ejercicios en sí. Estas nuevas sobrecargas encontrarán las fibras más cortas sin el apoyo de las grandes y se romperán fácilmente. Así, poco a poco, las roturas se extenderán en sentido transversal hasta que se declare la fractura total.

Dado que las fases restaurativas primeras tienen lugar bajo el efecto de nuevas sobrecargas, el hueso es sustituido por un tejido diferente y con propiedades inferiores al tejido nuevo. Una vez lograda la curación total, el deportista acusará con frecuencia dolores en la antigua herida, ya que la hinchazón de los tejidos circundantes provocará una irritación nerviosa. Estos mismos dolores serán la señal de alarma que el hueso nos enviará cuando la fractura aún no esté totalmente curada. Por tanto, antes de reanudar el entrenamiento debemos observar cualquier dolor o molestia en la zona afectada.

CAPÍTULO 14

VISUALIZACIÓN

Es cierto que todos poseemos la habilidad de visualizar la forma corporal que queramos. Todo lo que se necesita para crear la forma corporal de tus sueños es un compromiso o un programa regular de ejercicio, y la voluntad para practicar un poco de magia. No te preocupes, no estamos hablando de brujería o rituales espirituales. Hablamos de la magia mental de la visualización.

Voy a introducirte en el proceso de su forma más simple, después progresivamente se irá haciendo más serio. Dependerá totalmente de ti hasta donde quieras llevar tu programa individual de visualización, pero debo advertirte que, al igual que con el resto de las cosas valiosas de tu vida, cuanta mayor dedicación pongas en estas técnicas, mayor será tu recompensa.

Ejercicio 1:
Clava una fotografía en la pared

Coge una fotografía de la persona que tienes como modelo favorito y clávala o pégala en la pared, directamente enfrente de tu equipo de ejercicio. Esta fotografía debe ser obviamente de alguien a quién admires mucho.

Ahora, con los ojos fijos en los gemelos, digamos, del modelo físico que tienes frente a ti, comienza tus ejercicios. Según estiras tus pantorrillas, visualízalas con la apariencia exacta de las de tu modelo. Imagina tus pantorrillas como si fueran las suyas, sueña que eres tú el héroe. Proyéctate en la experiencia de sentir el orgullo y satisfacción que él debe sentir según camina por la playa con sus amigos. Siente en tu interior esa misma sensación de orgullo. Sé esa estrella del físico según él o ella caminan entre una multitud de admiradores.

Según continuamos la rutina, mantén este modelo de visualización. Literalmente mira como las piernas de la fotografía se hacen tuyas. Mírate en esa imagen el aspecto que tendrás cuando esas piernas sean verdaderamente tuyas.

Práctica el mismo procedimiento con las otras secciones de tu cuerpo. Según sigues con tu sesión de trabajo visualiza tus brazos, abdomen, muslos, etc. con la apariencia exacta de los de tu modelo.

Ve tus brazos, abdomen, muslos, etc., como si de verdad fueran los de la persona cuya fotografía has puesto en la pared.

Imagina una sensación de orgullo en tu desarrollo personal. Sé esa persona de poderoso físico o adorable cuerpo según él/ella se mueve confiadamente entre otros. Conviértete en ese hombre o mujer en tu propia mente.

Muy bien. Estamos jugando. Nos estamos convirtiendo en leyendas en nuestras propias mentes ¿y qué? Funciona.

Y si logras visualizar lo bastante, te quedarás maravillado de tu habilidad para fabricar tu propio cuerpo como si fueras un escultor de la carne. Y tus amigos y conocidos quedarán aún más maravillados que tú por tus progresos notorios.

Aún más importante, además, te convencerás de que no hay nada verdaderamente que no puedas lograr.

EJERCICIO N.° 2:
Construyendo una forma ideal de tu ser perfecto

Siéntate tranquilamente en un lugar en donde no seas molestado por estímulos externos durante al menos diez minutos. Cálmate e intenta limpiar tu mente de todo pensamiento problemático. Haz una respiración confortablemente profunda, manténla hasta la cuenta de tres y entonces exhala lentamente. Haz otra respiración profunda y confortable, manténla hasta la cuenta de cuatro, exhala lentamente. Y entonces una tercera respiración profunda, manteniéndola hasta contar cinco, exhalando muy despacio.

Acepta, al menos para el propósito de este ejercicio, el hecho de que en tu interior hay un Ser Superior que es en definitiva tú. Este ser superior es un magnífico plano de tu ser perfecto, la verdadera imagen de aquello que tienes el potencial de llegar a ser.   .

Aquí está el secreto de conseguir poderosas formas ideales y también, la desventaja; la imagen mental de tu ser perfecto que visualices no debe hacer ninguna referencia a la manera en que te ves ahora. Debes encontrarte solamente con ese ser perfecto como desearías ser. No dudes en ningún momento visualizar tu constitución corporal tal como es en el momento presente.

Si le envías una forma ideal a tu ser superior que incluya una "fotografía" mental de cómo eres ahora, es como si le enviases fotografías de "antes" y "después". El resultado será una confusión. Tienes que creer que en tú interior está la verdadera imagen de tu ser perfecto. Y debes mantener el pensamiento de cómo visualizas que ha de ser como deseas ser.

Una vez que has diseñado esa imagen de tu físico, manténla fija y comienza a instalar muy lentamente, haciendo respiraciones cómodamente profundas. Según inhalas, estás absorbiendo lo que algunos místicos llaman el maná y lo que otros denominan Chi, la fuerza vital que todo lo penetra. La misma energía desconocida que a ellos les permite romper tablas y ladrillos con las manos también te permitirá formar la imagen corporal de tu elección.

Forma y memoriza la imagen de tu ser perfecto según respiras y tomas el maná. Es el maná el que le dará a la imagen la fuerza suficiente para mantenerse consistente, mientras el ser visualizado comienza a materializar la imagen en la actualidad física para ti.

Mantén la imagen firmemente en la mente mientras continuas respirando lentamente y enviando energía al ser imaginado.

Repite todos los días este ejercicio, aún cuando no tengas sesión de entrenamiento. Ten fe en el progreso. Di para ti mismo que tu cuerpo perfecto ya existe en tu nivel mental y que ya es real. Vive la imagen ¡Siéntela!

Aleja de tu mente todos los pensamientos negativos que sugieran lo contrario.

EJERCICIO N.º 3:
La oleada de fuerza y poder

Este ejercicio hace maravillas en el desarrollo de fuerza y resistencia, y te ayudará mucho a conseguir exactamente el tipo de fuerza corporal que más desees.

Puedes leer la visualización, hacer entonces una pausa y reflexionar sobre el proceso. O quizá deseas que un amigo te lea las técnicas mientras tú te relajas y experimentas con la imaginación. También puedes grabar tu propia voz, leyendo este ejercicio ante un grabador, de forma que puedas escuchar en la cinta a tu vez guiándote a través del proceso de relajación y del procedimiento.

Cualquiera de los métodos anteriores puede ser perfecto. Simplemente asegúrate de que estás en el momento y lugar apropiados para que no te molesten durante treinta minutos por lo menos.

El éxito de este ejercicio depende de tu voluntad para permitir que una transformación se manifieste en tu consciencia. Como ayuda adicional en el proceso, puedes poner algo de música de fondo inspiradora o estimulante para aumentar el efecto Asegúrate no obstante, de que la música no tenga una letra que te distraiga.

Permítete relajarte total y completamente. Túmbate en una posición confortable y libérate de todas las preocupaciones, todas las tensiones y todos los problemas. Deja que tu mente flote. Relájate, haz tres inspiraciones profundas y relájate. Imagina que ante ti está la nube más suave y mullida del cielo. Mira como se posa a tu lado según te relajas. Contémplate a ti mismo subiéndote a ella para descansar, para flotar... para relajarte... para elevarte al cielo y dejar atrás tus problemas... dejar atrás las tensiones.

Flota y vaga, vaga y flota, subiendo al cielo en un movimiento balanceado y lento. Nada va a molestarte. Nada te afligirá. Ningún sonido te molestará. De hecho, en caso de que oigas algún sonido, tal sonido sólo te ayudará a relajarte. Haz tres respiraciones profundas más y... Relájate.

Estás flotando hacia el cielo, vagando arriba y más arriba. Te sientes a salvo y totalmente seguro. Es imposible que caigas. Sientes la paz y estás contento. Vaga y flota. Te invade una sensación de total paz y relajación.

Según vagas y flotas con tu mente completamente en paz, te das cuenta que tu cuerpo ha ido elevándose más y más.

Has estado subiendo confortablemente a través de las nubes y, cuando más arriba flotas, menos consciente estás de cualquier presión o tensión. Todo el cuerpo está completamente relajado. Tus dedos..., pies.... piernas..., tronco..., brazos..., hombros..., cuello..., todos están totalmente relajados.

Ahora percibe un gran proyectil de energía eléctrica que va lanzado hacia ti. Sabes que no te va a hacer daño en forma alguna. De hecho, te va a llenar de energía. Te llenará de energía, fuerza y poder. Te dará la fuerza y el poder para moldear y dar forma a tu cuerpo en la forma que más desees que sea.

Siente la plácida paz, con regocijante fluidez, al tiempo que este proyectil de poder toca tu cuerpo. Siente la energía cálida y latente moviéndose a través de todo tu cuerpo. Siente la energía moviéndose por tu columna, trayéndole a todo tu ser una gran fuerza y poder. Siente la energía que reúne en tus bíceps, tu espalda, tu pecho, tus piernas.

Ahora percibes otro proyectil de energía eléctrica lanzándose hacia ti. Es otra oleada de Fuerza y Poder. Sientes su cálida energía tocándote. Dos poderosas oleadas de energía discurren por tu cuerpo y eres consciente de una gran fortaleza formándose en cada uno de tus músculos. Y ahora una tercera oleada de fortaleza y poder te toca y activa con energía increíble. Puedes sentir una oleada ascendente de fuerza multiplicándose en cada uno de tus músculos. Olas de placer y entusiasmo recorren todo tu ser.

Estás listo ahora para comenzar tu ejercicio aeróbico, ciclismo o programa de pesas. Estás cubierto con un poder tal que nunca antes has experimentado. No puedes esperar para comenzar a trabajar los músculos de tus brazos, tu pecho, tus piernas... todo tu cuerpo.

Estarás más fuerte que nunca lo estuviste. Darás plena expresión a los proyectiles de Fuerza y Poder. Sientes la energía palpitante, sincronizada, pulsando rítmicamente en tu ser, tu verdadera esencia.

Y según cada uno de tus ejercicios y repeticiones, visualizarás los músculos creciendo exactamente como tú quieres que se desarrollen. Verás a tu cuerpo conformándose, moldeándose a la imagen que tu diseñas en tu mente. Verás que todo músculo en tu cuerpo responde a tu voluntad. Todas y cada una de las células en tu cuerpo obedecen tus órdenes para dar forma, moldear, esculpir tus músculos exactamente como los visualizas. Todas y cada una de las células de tu cuerpo obedecerán tus órdenes mentales para tomar la forma que tú deseas.

Ahora entrarás al gimnasio para trabajar. Será como nunca antes fue. Estarás perfecto, magnífico en cada ejercicio, cada repetición individual. Tu fuerza y poder serán la envidia de todos los que te contemplen. A la cuenta de tres, saldrás de este estado de relajación para entrar al gimnasio y comenzar la sesión de trabajo.

Uno... Para comenzar tu trabajo y moldear tu cuerpo como lo deseas.

Dos... Cada célula, fibra y músculo listos para ser moldeados y formados.

Tres... Cargado con las oleadas de fortaleza y poder. Fuerte como nunca.

Al igual que todos los empeños en la vida, la práctica perfecciona también los ejercicios de visualización de mente sobre materia. Pero sé constante. Estas técnicas le han servido a miles de otros hombres y mujeres y te servirán a ti. Lo importante es dejarte ir y permitirte meterte verdaderamente en los ejercicios. Si practicas sinceramente estos procesos de visualización, encontrarás que la energía de tu cuerpo aumenta en todos los niveles. Todo lo que deseas e posible cuando aprendes a controlar los "botones" de tu mente que dan forma a los músculos de tu cuerpo físico. Recuerda, sólo media un pensamiento hasta esa imagen que más deseas.

CAPÍTULO 15

DIETÉTICA

La investigación actual en dietética ha cambiado las expectativas de los pacientes sensibles. Los estudios han demostrado que la pérdida de peso en un corto espacio de tiempo en realidad refleja una pérdida de valiosos minerales, liquido y músculo en lugar de grasa, **que** es en realidad lo que se quiere perder. Además, la investigación ha probado que cuando el peso se hace disminuir con demasiada rapidez, el mecanismo de almacenamiento de grasa en el cuerpo comienza a trabajar en forma extra en cuanto los hábitos de alimentación normales son reasumidos.

Por eso es que las dietas "rápidas" a menudo tienen un efecto de rebote: pérdida de peso seguida de un aumento rápido. Los pacientes frecuentemente quedan tan deprimidos con este cambio que completan el ciclo con mayor peso que cuando empezaron.

Las dietas de ayuno están condenadas al fracaso por razones similares. Para perder peso y mantener así, el cuerpo tiene que librarse de la grasa almacenada. No obstante, el mecanismo corporal de almacenamiento de grasa es en realidad parte de su temor intrínseco a la carencia.

Cuando se le priva de los nutrientes que necesita, el instinto del cuerpo por combatir la carencia hace que las calorías sean usadas más eficazmente, capacitándolo para almacenar mas grasa.

Para lograr un control duradero del peso, es necesario un programa consistente en una reducción de las calorías basado en un plan de nutrición equilibrada. No hay trucos rápidos o planes milagrosos en lo concerniente a la pérdida de peso.

Aunque varios planes dietéticos recientes insisten, y con razón, en la importancia de aumentar las vitaminas y minerales en la dieta diaria (sea para perder o mantener el peso) no hay sustitutos para una nutrición seria. Aunque los suplementos de vitaminas y minerales pueden mejorar tu salud en general el cuerpo los utiliza mejor si van acompañandos a un régimen dietético bien equilibrado.

Los investigadores han descubierto que las vitaminas y minerales se absorben óptimamente cuando se ingieren junto a productos alimenticios frescos que contengan las mismas vitaminas.

Una larga dieta que prive a tu cuerpo de sus vitaminas y minerales puede quizá dejarte más esbelta pero también vulnerable a muchas enfermedades. Además de tomar suplementos, es importante que tu dieta tenga una cantidad equilibrada de carbohidratos, grasas y proteínas. Hasta en un plan dietético de 800-1.000 calorías diarias, hay lugar más que suficiente para coordinar los grupos de comidas.

La mayoría de los expertos hoy día recomiendan una dieta que sea alta en carbohidratos (sobre un 60%). En las culturas en que la población consume una dieta muy baja en grasas y proteínas, por ejemplo, Japón o Nueva Guinea, la gente suele ser más delgada y mucho más saludable que en nuestra sociedad de comidas en conserva y exceso de proteínas. En Japón, por ejemplo, la incidencia del cáncer de colon es mucho menor que en los Estados Unidos. Ahora que los japoneses se están americanizando rápidamente, con la implantación de las cadenas de comida rápida por todo el país, se hace aparente un notorio descenso en la salud de los japoneses.

La reducción del contenido de grasa y colesterol en nuestra dieta es quizá más importante que el restar calorías. La fibra ayuda al cuerpo a librarse del colesterol indeseable y nos protege contra la formación de una capa de colesterol en las arterias.

Hay grandes evidencias que sugieren que la fibra proporciona protección contra el cáncer y enfermedad del corazón, ya que una dieta rica en fibra es invariablemente baja en grasa. Una guía general sería doblar la ingestión de almidón y fibra, reducir en un tercio la ingestión de grasa y disminuir drásticamente la cantidad de azúcar y sal refinada.

Al planear una dieta de reducción alta en fibra y baja en calorías, deberías asignarte aproximadamente 1.000 calorías diarias para una pérdida razonable a la semana. Tu consumo de calorías sería de unas 300-400 calorías en cada comida dejando espacio para algunas colaciones bajas en calorías que pueden consistir en infusiones de hierbas, fruta o vegetales frescos. Existen en el mercado suplementos dietéticos, que son un saludable tentempié, con las suficientes vitaminas y bajos en calorías. El contenido de fibra ayuda a bajar el nivel de colesterol y tiene un efecto directo sobre el almacenamiento de grasa en el cuerpo.

Antes de empezar un programa para perder peso, es importante considerar cuáles son tus motivaciones. Cualquier motivación para perder peso puede ser buena, pero deja que tus inquietudes se extiendan más allá de tu apariencia física. ¿Qué es lo que verdaderamente has hecho de un tiempo a esta parte para cuidar de ti mismo interior y exteriormente?

El comienzo de un régimen dietético debería representar algo más que un deseo frenético de adelgazar con rapidez. Debería marcar el principio de un compromiso de por vida con la buena salud y el bienestar. Si tu estilo de vida no incluye un programa regular de ejercicio, sueño adecuado, nutrición apropiada y tiempo de esparcimiento, no le están dando a tu mente y cuerpo lo que necesita verdaderamente.

Algunas indicaciones para un régimen saludable y efectivo

1. El ejercicio debe acompañar a cualquier régimen dietético. Si no estás en forma, incrementa poco tu nivel de actividad física diaria. Si empiezas a ejercitarte con intensidad dañarás los músculos y te estarás proporcionando una excusa para dejarlo. Es difícil de creer, pero cierto, el ejercicio reducirá espectacularmente tu apetito y, además, te ayudará a combatir las tensiones asociadas a la dieta.
2. Aprende a evitar los alimentos procesados (empezando hoy mismo). La harina y el azúcar blancos no son buenos, ni tampoco el arroz y el pan blancos. Siempre que sea posible, consumir granos integrales. Aprenderá a apreciar el sabor.
3. Cocina los vegetales al vapor para preservar los nutrientes. Asar y cocinar al horno son también métodos bastante saludables.
4. Deja de añadir sal común a la comida y empieza a utilizar sal marina, rica en minerales. Determinados aderezos ayudan a pasar sin el sabor familiar de la sal.
5. Evita la mantequilla y la margarina. Usa solamente grasas no saturadas. Muchas de las grasas utilizadas en productos de bollería de fábrica pueden causar enfermedad cardiaca y aumentar el riesgo de cáncer. Prueba el yogur descremado o requesón sobre una patata asada al horno, sin mantequilla.

6. Espolvorea las palomitas de maíz con sal de ajo o cebolla... sin mantequilla, nuevamente.

7. Reduce al mínimo o elimina completamente de tu dieta las carnes grasas como el buey, el cordero y sobre todo el cerdo.

8. Evita el azúcar blanco, ya que éste tiene en el cuerpo un efecto similar al de un pie errático sobre el acelerador. Te empuja hacia delante y luego te detiene. Cuando la dosis de azúcar se ha gastado, nuestro nivel de energía desciende, y nos sentimos deprimidos, letárgicos y con necesidad de más azúcar.

9. Deja de fumar. Con seguridad la dieta ya es bastante difícil sin dejar de fumar. Pero, considerémoslo, quieres dejar de fumar de todas maneras ¿no es así? Si estás comenzando un régimen de salud, ¿qué otra cosa más importante puedes hacer que limpiar tus pulmones? Tu nuevo programa de ejercicio te ayudará a superar los primeros días de malestar. Un nuevo cuerpo más saludable quiere decir por dentro y por fuera, así que quizá sea la hora de probar a vivir sin fumar.

10. Reduce los productos lácteos. Al reducir a la mitad los productos lácteos en tu dieta no sólo disminuirás las grasas, sino también el colesterol. La leche desnatada en vez de entera, yogures descremados y el requesón no sólo te ayudará a perder peso más rápidamente, sino que también mantendrán tus arterias limpias.

11. Toma al menos tres comidas diarias.

12.

13. Digo "al menos" porque muchas personas sujetas a dieta, así como muchos atletas de elite, dicen que cuatro o cinco comidas pequeñas al día les ayuda a evitar comer en exceso y lo que es más importante, permite digerir apropiadamente la comida. Si te encuentras con un hambre voraz entre el almuerzo y la cena, disminuye algo de calorías en éstas e introduce una nueva comida a las 3 ó 4 de la tarde. Este es un tentempié particularmente bueno para aquellas personas que tienen que mantenerse a un nivel alto de actividad a estas horas.

14. Deja de tomar cafeína completamente, o al menos disminuye la ingestión. Hay ciertos indicios de que el beber cafeína (brebajes de cola) te impide perder peso con la rapidez que lograrías si no la tomaras ¡Nadie quiere eso! Además, la cafeína aumentan la sensibilidad a la enfermedad cardiaca y el cáncer, aparte de elevar el nivel de colesterol. Hasta los cafés descafeinados son posibles cancerígenos.

15. Mastica bien y come despacio. Cuando estés haciendo una dieta, pon extremo cuidado en hacer que tus comidas aparezcan deliciosas y apetitosas (y así es como deben ser). Mastica cada bocado concienzudamente y cuando hayas terminado no te sentirás tan hambrienta. Todos conocemos a algún comensal compulsivo que se come toda la comida de su plato en una fracción de segundo y después dice que está hambriento.

16. Intenta siempre esperar quince minutos después de cada porción entonces sabrás si estás verdaderamente hambrienta, o sólo buscas una excusa para servirte otra vez.

17. Cuida tu apariencia. Estás abandonando muchas cosas para conseguir un hermoso nuevo yo interior y exteriormente. Tomar un baño perfumado, una nueva mascarilla facial, o un corte de pelo, color o permanente completamente diferentes pueden ser el estímulo que necesitas para seguir con la dieta.

18. Relajación es la clave. Muchos de nosotros hemos adquirido la costumbre de enfrentarnos al "estrés" comiendo en exceso. Este hábito no beneficiará tu línea ni a tu salud. Otros caminos para evitar la tensión son mucho más ventajosos. La meditación y el Yoga ofrecen buenas técnicas para librarse de los dolores de cabeza temporales. Desahogarse con una persona de tu aprecio es una forma de aliviar la tensión (encuentra a alguien que se preocupe de escucharte). Siempre es una ayuda saber que alguien te comprende.

19. Suplementos de vitaminas y minerales, pueden darte la renovada vitalidad que te ha faltado durante años. Hay muchos libros en el mercado que te ayudarán a diseñar un programa de vitaminas y minerales que te venga bien. Tomando estos suplementos regularmente, te harán sentirte con la suficiente energía para completar tu programa de ejercicios en la mitad de tiempo.

20. Para mayor seguridad, utiliza alguno de estos productos naturales: polen, jalea real, ginseng, levadura de cerveza o lecitina.

21. Finalmente, el consejo más importante sobre la dieta viene de la experiencia personal. No uses la báscula. Pesarte resulta más deprimente y a menudo descorazonadora pérdida de tiempo. ¿Qué importa si has ganado 1/2 kilo en vez de perderlo? Lo importante es que sigues con tu dieta y tu programa de ejercicio. El pesarte con el fin de llegar a un peso hipotético fijado como meta sólo sirve para aumentar tu toma de conciencia del tiempo que llevas con la dieta. Las personas que más éxito logran con su dieta son las que dejan de contar los días y de comprobar su peso, ellas están determinadas a seguir con la dieta hasta que se vean y noten como ellas quieren. Lo importante no es el peso, sino el aspecto exterior.

CAPÍTULO 16

SUPLEMENTOS DIETÉTICOS

Las ayudas ergógenas, las plantas medicinales, los suplementos alimenticios, han proporcionado alternativas seguras a los esteroides y anabolizantes. Pero ¿es posible que con unas pocas píldoras diarias se pueda conseguir una importante ayuda para la práctica de un deporte? ¿Y todo ello sin efectos secundarios?.

Los habituales del deporte, todavía no han incorporado de manera continuada los muchos suplementos dietéticos que el mercado nos ofrece, quizá porque piensan que no son imprescindibles y que no se corresponde a su tipo de entrenamiento.

Un repaso a la historia nos dirá que, mucho antes que los culturistas, los practicantes de artes marciales y otros deportistas utilizaban las plantas medicinales y los suplementos dietéticos.

Recordemos sino la larga tradición médica que tenían los monjes Shaolín, los profundos conocimientos sobre hierbas curativas, así como el uso habitual de la acupuntura por los orientales.

El problema para el lector y practicante es saber cuales son los suplementos adecuados, dónde encontrarlos y cuales son sus posibles contraindicaciones. Para ello hemos querido ayudarle, relatando a continuación una serie de datos que consideramos importantes.

Lo primero que debe quedar claro es que ningún suplemento puede convertir en campeón a un vago, como tampoco se concibe un campeón sin una sólida alimentación y unos suplementos adecuados. Los profesionales del culturismo fueron los pioneros en occidente en utilizar los suplementos, aunque quizá no con buena fortuna, ya que la introducción de los esteroides en el deporte se lo debemos a ellos. Administrados bajo la supervisión, algunas veces, de un endocrinólogo, los deportistas pensaban que así su salud estaba a salvo. Error fatal que les llevó en numerosas ocasiones al abandono prematuro del deporte, al cáncer e incluso a la muerte súbita. Un medicamento peligroso, aunque se compre con una receta médica, no deja de ser algo peligroso.

La conveniencia o no de tomar un veneno, no excluye su peligrosidad. De no ser así, podríamos pensar que la metadona es inofensiva solamente porque la receten los médicos.

Algunos atletas, con tal de conseguir sus metas, son capaces de cualquier cosa. No habría nada que objetar si se tratase de ensayos con formas de alimentación sofisticadas o de tomar ginseng o jalea real. Las consecuencias negativas de esto apenas existirían y siempre se lograría alguna mejora.

El problema surge cuando el deportista utiliza medicamentos, en la creencia de que no le van a hacer daño, fiándose quizá por el prospecto.

El uso de esteroides químicos produce, qué duda cabe, una mejora en los rendimientos deportivos y pocos efectos negativos a corto plazo. Sin embargo, y si seguimos la vida de ese deportista, veremos que en pocos años o quizá meses, ha desaparecido de la elite deportiva y hasta es posible que ya no practique deporte alguno.

El afán primordial de todo consumidor de esteroides, además del progreso físico, es no dar positivo en los controles antidoping. Para ello suele hacerse análisis cotidianos de sangre para averiguar cómo los metaboliza y cuáles son las concentraciones en sangre. Los efectos secundarios, como aparecen a medio y largo plazo, no le preocupa.

Para quien aún no lo sepa, los esteroides son hormonas fabricadas por el propio organismo las cuales elevan el nivel de testosterona en el organismo y crean proteínas anabolizantes, lo que se traduce en un aumento de la masa muscular. Este efecto, que nuestro organismo realiza de manera cotidiana, en dosis adecuadas y sin efectos adversos, se transforma en una bomba de relojería cuando los tomamos en forma química y en dosis altas.

Otros deportistas menos preparados culturalmente en alimentación que los culturistas, se dejan guiar por las experiencias de ellos. Toman también suplementos de proteínas, eliminadores de grasas, aminoácidos diversos y carbohidratos sintéticos.

Su ignorancia sobre el tema les hace creer que su desarrollo físico debe ser similar a un culturista.

LOS PLACEBOS

Existe, qué duda cabe un efecto placebo en el cualquier sustancia anabolizante, sea química o natural, el cual se deberá tener en cuenta y potenciar. Efecto placebo podríamos considerar aquella sustancia aparentemente inocua y carente de utilidad, pero que proporciona los mismos efectos que una sustancia activa. Dado que no conocemos todos los secretos del cuerpo humano, y es posible que nunca los lleguemos a conocer, el efecto placebo es algo a potenciar.

Los productos placebo nos prometen cosas como "fuerza muy poderosa", "resistencia ilimitada". Cuando el deportista los torna, efectivamente aumenta su capacidad física. No sabemos ciertamente por qué, pero mejora sus marcas. Quizá sea la motivación, la fe o el entusiasmo conque los toma. De todas maneras, averiguar el porqué tampoco nos importa, si la mejora es manifiesta y carente de efectos adversos.

Esto me recuerda un hecho frecuente en los bebedores de vinos y licores, a los cuales les basta la presencia de una botella con la etiqueta de una marca exquisita de vinos para creer que están saboreando el más preciado vino, aunque el contenido sea algo vulgar metido de antemano para engañarle. El efecto placebo obraría en su mente haciéndole creer que está tomando un buen vino.

Cualquier suplemento dietético, sea eficaz o no, necesita invariablemente ir acompañado de un entrenamiento físico y técnico adecuado. Nadie puede pretender hacerse un superclase solamente - con los suplementos. Para ganar resistencia se necesita entrenamiento de resistencia, para musculación ejercicios de musculación y para ganar torneos se necesita ser el mejor. Una vez que el deportista quiere llegar un poco más allá, es o debe recurrir a los suplementos adecuados.

Hay muchas sustancias que pueden proporcionar beneficios importantes al deportista y entre ellas tenemos la zarzaparrilla como anabolizante y el dibencocide (coenzima B-12). También existen suplementos de proteínas y de vitaminas B, las cuales son útiles para aquellos deportistas que no quieran tomar proteínas procedentes de la carne o que quieran evitar el comer demasiados alimentos sólidos. Estas proteínas suelen estar sacadas de la leche (caseína) o de la soja y no parecen dar problemas, pero hay que procurar no abusar entonces de alimentos ricos en proteínas, como es el caso de las carnes o pescados, ya que entonces podría haber excesos.

Tanto las mezclas de aminoácidos, como las pro- teínas líquidas, no son imprescindibles para los deportistas, siempre que se tenga una alimentación rica en cereales y suplementos de germen de trigo.

No obstante, si se está realizando un entrenamiento de fuerza y no se está seguro que la alimentación sea correcta, se pueden tomar estos suplementos por un corto espacio de tiempo. Lo que si debe quedar claro, es que las proteínas extras no sirven como energético y es más conveniente tomarlas unidas a los hidratos de carbono, ya que así se pueden aprovechar mejor.

En este sentido, las mezclas de proteínas al 90% no son adecuadas nada más que en fases muy altas de musculación y definición y se deben utilizar aquellas con una concentración no superior al 60%, las cuales proporcionan mejores ganancias de volumen y dan energía de reserva.

Aunque estos preparados concentrados se recomiendan para sustituir a una comida, nunca hay que pensar que puedan suponer un alimento completo. No hay que olvidar que los alimentos están compuestos de miles de pequeñas sustancias y que los intentos de laboratorio para conseguir el alimento concentrado perfecto han fracasado.

Los alimentos naturales, además de su composición equilibrada, están compuestos de muchas sustancias que no se pueden añadir a los concentrados, bien porque no estén aún identificadas, bien porque no se puedan aislar.

CUANDO LOS MUSCULOS NO CRECEN

Además de los problemas de tipo hormonal, hay varias causas para que nuestros músculos no crezcan, a pesar de los esfuerzos que hagamos en conseguirlo. Una de ellas es el insuficiente aporte calórico, la falta de entrenamiento adecuado, o el exceso de entrenamiento.

Para lograr un crecimiento muscular adecuado es imprescindible un suministro extra de calorías y éstas deben aportarse en forma de hidratos de carbono. La costumbre de eliminar de la dieta los carbohidratos, en la creencia de que engordan y no sirven para el desarrollo muscular, es errónea. Los hidratos de carbono son más imprescindibles que las proteínas para aumentar el volumen de los músculos. El requisito imprescindible es tomarlos complejos, como es el caso de las patatas o los cereales.

De vez en cuando un deportista debe entrenar duro, utilizando una gran cantidad de peso y un bajo número de repeticiones. Con una dieta de suficientes carbohidratos complejos y proteínas, el tejido muscular puede entonces aumentar su volumen rápidamente.

Un entrenamiento llevado hasta el agotamiento muscular puede no ser negativo, siempre y cuando se realice posteriormente un buen descanso. Si volvemos a entrenar cuando los músculos se están aún recuperando del entrenamiento anterior, el crecimiento muscular no tendrá lugar.

También es importante recordar que el cuerpo es mayoritariamente agua y el aporte de este elemento debe ser tan importante o más que la comida. Aún cuando no sintamos sed, debemos asegurarnos que bebemos un litro de agua en invierno y hasta tres litros en verano.

BAJAR DE PESO

Hay varias causas por las que una persona no pierde peso. Una de ellas es el metabolismo lento, quizá a causa de un hipotiroidismo o un bocio por carencia de yodo.

Otra es la predisposición genética a la gordura, pero puede ser superada rompiendo las costumbres que llevaron a nuestros padres a la gordura. Si comemos lo mismo que ellos, a la misma hora y en la misma mesa, lo más seguro es que acabemos igualmente de gordos.

Las dietas demasiado rigurosas también causan sin lugar a dudas daños serios a la persona, y aún más a los deportistas, ya que éstos están sometidos a unas demandas energéticas mucho mayores. El ser humano necesita un mínimo de 2000 calorías para mantener su salud y un deportista deberá elevar esta cifra hasta 2500; y eso hablando de calorías mínimas. Por debajo de estas cifras la salud siempre se resiente, mucho más si la dieta hipocalórica está basada en carnes o embutidos. Una dieta de verduras –vegetariana - suele ser por el contrario saludable, aún por largos períodos de tiempo.

El deseo de perder rápidamente disminuyendo también el aporte de agua, conduce siempre a la enfermedad, por muchos suplementos dietéticos que nos tomemos y aunque esté dirigida por el mejor de los médicos. El cuerpo necesita tiempo para acomodarse a la nueva situación, en cuanto al aporte de nutrientes, y si se hace de manera brusca (perder 5 kilos al mes lo es), la enfermedad aparecerá a medio plazo y nuestra bajada en el rendimiento deportivo será grande.

Es preferible hacer dos días de ayuno completo, que tres meses de una dieta de menos de 2000 calorías.
Una dieta prolongada e hipocalórica provoca una bajada de peso, más por desnutrición que por otra cosa. Una vez reanudada la alimentación normal, el organismo acumula rápidamente los nutrientes en forma de grasa, ya que aún tiene en su memoria la desnutrición anterior y quiere cubrir cualquier posible carencia futura. Es por eso que todas aquellas personas, sometidas a drásticos regímenes de adelgazamiento vuelven a engordar enseguida.
Una manera racional de perder peso es tomar varias comidas al día, hasta seis y siete, pero ninguna importante. De esta manera la persona nunca tiene hambre, la digestión se realiza con prontitud, se queman y metabolizan muy bien los nutrientes y el organismo no sufre con la dieta. Esta es una cosa que saben muy bien las madres, preocupadas por aquellos hijos que suelen "picar" entre comidas, ya que esto les quita el apetito y no les hace engordar.

VAGUERIA

El ser humano, al igual que todos los animales, tiende al sedentarismo. Si observamos a los animales veremos que solamente se mueven para buscar comida y el resto del día permanecen descansando, dedicando solamente unos minutos al juego y de vez en cuando al apareamiento. El ser humano primitivo era así, sigue siendo así, y solamente una sociedad enormemente presionada ha motivado el que se mantenga activo casi 16 horas al día. Cuando el hombre tiene unos días libres, vacaciones, el sedentarismo vuelve a él.

Sobre esta teoría, se nos ha dicho que tomamos más calorías de las que necesitamos, factor más grave aún en los días de descanso, en los cuales suele ser normal comer comidas más abundantes y sabrosas, lo cual interpretamos como un premio merecido a nuestro descanso. Observen sino los restaurantes los fines de semana y los bares en los meses de vacaciones; están repletos de gente comiendo.

Ningún problema habría en esto si la alimentación fuera correcta y esto consiste en no tomar productos refinados, no consumir grasas de procedencia animal, beber mucha agua y tomar alimentos de procedencia vegetal con preferencia. Tampoco deberemos utilizar sal refinada sino marina.
Unos simples y nuevos hábitos alimenticios y varias comidas pequeñas a lo largo del día,

conducen a un buen estado de salud y una bajada de peso dirigida a voluntad. No obstante, no hay que olvidar que cuando queramos aumentar la masa muscular deberemos ganar kilos extras.

ALGUNOS EJEMPLOS

El desayuno, el cual debe ser fugaz y sobrio, puede consistir en algo pobre en grasas, como es el caso de cereales integrales, pan integral y mermelada dietética. También podemos tomar un yogur descremado y a media mañana algo de fruta. Después una comida pequeña con proteínas procedentes del pescado. A media tarde podemos tomar frutos secos (salvo los pistachos). Para cenar comeremos otro tazón de cereales integrales, algo de fruta y un yogur. Así habremos realizado cinco comidas pequeñas al día, no pasaremos hambre y quizá bajemos de peso. Si tomamos ensaladas, debemos procurar que estén aderezadas exclusivamente con vinagre de manzana o limón y aceites de maíz o girasol. Las especias de hierbas aromáticas suplirán perfectamente a la sal.

Una precaución es no suprimir las grasas vegetales, aceites o frutos secos, ya que los músculos necesitan grasa para disminuir el roce de las fibrillas musculares. Los practicantes, con sus veloces movimientos, son deportistas que no pueden eliminar nunca las grasas de su alimentación, so pena de sufrir desgarros y roturas musculares frecuentes, además de una pérdida de elasticidad importante.

HIERBAS MEDICINALES Y OTROS...

La carencia de algunas vitaminas, oligoelementos o nutrientes imprescindibles para nuestro organismo, pueden llevarnos a problemas de fatiga en los entrenamientos; o impedirnos conseguir buenos resultados por llegar al agotamiento en el momento inadecuado.

Para que esto no ocurra, a continuación detallamos una lista de minerales y vitaminas aclarando su función, así como una relación de plantas medicinales que podrá ayudarnos el conocer sus aplicaciones.

Coleréticas (Mejoran la función del hígado y la vesícula biliar).
Raíz de achicoria, marrubio, raíz de diente de león, cardo mariano y fumaria.

Expectorantes (Limpian y suavizan los pulmones)
Malva, tusílago, liquen de Islandia, malvavisco, pulmonaria, llantén y semillas de membrillo.

Sudoríficos (Combaten la fiebre)
Flor de sauco, salvia, semillas de anís, limón, cardo santo, milenrama, hisopo, menta, bardana y manzanilla.

Diuréticos (Estimulan función de los riñones)
Grama, barbas de maíz, corteza de sáuco, enebro, diente de león, bardana, gayuba, hojas de abedul y cola de caballo.

Emolientes (Suavizan piel)
Semillas de lino, consuelda, malvavisco, harina de avena y malva.

Laxantes (Corrigen el estreñimiento y limpian los intestinos)
Raíz de regaliz, cáscara sagrada, damiana, hojas de frángula, genciana azul, semillas de lino, avena, frambuesas secas y diente de león.

Tranquilizantes (Ayudan a relajarse)
Lúpulo, valeriana, verbena, melisa, flor de azahar y pasiflora.

Tónicos nerviosos (Para nervios de acero)
Romero, ginseng, eleuterococo y artemisa.

Antidepresivos (Nos quitan la tristeza)
hipericón, eleuterococo, damiana, menta, polen.

Digestivos Genciana, diente de león, ginseng, cuasia amarga, achicoria, tomillo, zarzaparrilla, - orégano y menta-poleo.

MINERALES PARA UNA BUENA SALUD

Calcio: Formación de huesos y dientes.
Se encuentra en el arroz, manzanilla, tusílago, champiñón, ortiga verde, plátano, bolsa de pastor y acedera.

Cloro: Presente en todos los tejidos corporales.
Todas las plantas contienen algo de cloro en forma de sal.

Flúor: Esmalte dental, y ligamentos.
Se encuentra en los ajos y los berros

Yodo: Esencial para la glándula tiroides.
Se encuentra en cualquier tipo de alga marina.

Fósforo: Cerebro y tejido nervioso.
Se encuentra en las semillas y muchos frutos.

Potasio:
Presente en casi todos lo vegetales y muchas frutas, especialmente en la corteza de abedul, hojas de zanahoria, manzanilla flor, tusílago, diente de león, hisopo, muérdago ajedrea, nogal, berros y milenrama.

Silicio: Tejido conjuntivo huesos, pelo, piel, uñas.
Se encuentra en todas las plantas, en especial en la cola de caballo.

Sodio: Células, sangre músculos y nervios. Regula la humedad del cuerpo.
Sauce negro, ulmaria, ortiga verde, hinojo, acedera y berros.

Azufre: Piel.
Retama, cálamo, tusílago, semillas de hinojo, liquen de Islandia, eufrasia, ortiga verde y berros.

Zinc: Función reproductora, crecimiento, uñas y pelo.

Manganeso: Interviene en todas las funciones del cuerpo.

Selenio: Antioxidante, evita el cáncer y los procesos degenerativos.

Magnesio: Espina dorsal, músculos, esperma, sangre.
Hojas de nogal, berros, perejil, hierbabuena, vellorita, hojas de zanahoria y muérdago.

VITAMINAS

Vitamina A: Visión nocturna, células de la piel y mucosas.
Se encuentra en la alfalfa, diente de león, berros, perejil y zanahoria.

Vitamina B-1: Crecimiento y apetito normal
En el germen de trigo y las algas Kelp.

Vitamina B-2: Crecimiento en los niños, buena nutrición y visión en los adultos.
Azafrán, algas y fenogreco.

Vitamina B-12: Glóbulos rojos de la sangre, aumento de peso y crecimiento en los niños.
Alfalfa y alga spirulina.

Vitamina C: Previene del escorbuto. Da dientes y encías fuertes, resistencia a las infecciones.
Se encuentra en el escaramujo, perejil, acedera, caléndula, orégano, pimiento verde, tusílago y verdolaga.

Vitamina D: Huesos y dientes.
Berros, germen de trigo.

Vitamina E: Disponible para los capilares y arterias. Evita el envejecimiento y corrige la esterilidad.
Avena, alfalfa, germen de trigo, diente de león, berros, algas y linaza.

CAPÍTULO 16

ALIMENTACION DEPORTIVA

El rendimiento deportivo óptimo y la alimentación van tan unidos que, hoy día, sobre todo en los atletas olímpicos, no se puede concebir ganar ninguna competición, ni ser un profesional del deporte, si no es con una alimentación adecuada y controlada.

Los alimentos deben cubrir dos necesidades básicas, como son: la energía y la plástica, y estas deben adaptarse a cada persona en particular.

El hábito de comer en familia, a la misma hora, los mismos alimentos e igual cantidad para todos, es importante desde el punto de vista social y humano, pero no lo es cuando buscamos la mejor alimentación para cada persona.

Los animales, como en tantas otras cosas, nos dan orientaciones de cómo se debe resolver el problema alimentario y fijándonos en ellos obtendremos toda clase de respuestas y soluciones.

Ellos, buscan su comida del tipo que quieren y en las cantidades que necesitan. Poco les importa que su pareja o compañero coma más o menos y del mismo o diferente alimento. Hacen sus días de ayuno periódicamente y comen de acuerdo a las necesidades sin tener en cuenta el reloj.

El deportista profesional debe procurar seguir estas normas y adaptar la alimentación a sus necesidades y apetencias, que se pueden ver influidas por los siguientes factores:

1. Edad: Las necesidades energéticas son grandes hasta los 25 años, para sufrir un descenso paulatino hasta la vejez, a causa de la menor actividad metabólica.
2. Sexo: Las mujeres tienen menores y distintas necesidades energéticas que los hombres.
3. Clima: en invierno es necesario un aumento de las grasas con respecto al verano, para evitar que el organismo utilice parte de las calorías consumidas en combatir el frío.
4. El carácter: Los individuos nerviosos e hiperactivos, consumen más calorías.
5. Los hábitos: el deportista que fuma o bebe; el que trabaja en la oficina o el que lo hace en una fábrica; el que descansa en sus ratos de ocio, o por el contrario se va a la discoteca, todos estos factores han de tenerse en cuenta para acomodar las necesidades energéticas de acuerdo al desgaste de cada uno.

COLESTEROL Y DEPORTE

Así como hay grasas buenas (insaturadas) y grasas perjudiciales (saturadas), hay un buen colesterol y un mal colesterol.

Este hecho explica el por qué una persona puede ser delgada por fuera y gorda por dentro, con sus arterias llenas de colesterol, que podrán conducirle a una enfermedad del corazón.

No todas las grasas animales son perjudiciales. El pescado graso (azul) de aguas frías consumido por los esquimales parece ser responsable de su salud excepcional. Este alimento se cree, ayuda a mantener baja la presión de la sangre. Se encontró que la sangre de los esquimales es menos densa y menos susceptible a los trombos que le provocarían ataques al corazón. La grasa favorable, denominada Omega-3, que contiene el pescado azul parece también ser efectiva contra ciertos desórdenes de la piel, como el eczema y la psoriasis, además de condiciones inflamatorias como la artrosis y trastornos hormonales de la mujer. Incluso se ha dicho que favorecería el desarrollo intelectual y la curación de ciertas enfermedades mentales como la esquizofrenia. Quizá se deba a que contienen ácidos grasos esenciales, junto a Prostaglandinas y vitamina E.

Según ciertas experiencias recientes, bastan dos platos de pescado a la semana para ayudar a combatir las enfermedades cardíacas, ya que dichas experiencias demuestran que las grasas insaturadas del pescado disminuyen las tasas de colesterol. Todo lo contrario que la carne de mamíferos, cuya grasa saturada de gran peso molecular es la responsable principal de la gran incidencia de infartos.

La nueva generación de especialistas en nutrición abogan por una vuelta a dietas seguras y equilibradas, y se enfrentan al papel de la grasa en los programas de pérdida de peso. La gran diferencia actual está en el papel de los hidratos de carbono. Mientras que los médicos españoles insisten en suprimirlos al máximo (nada de pan, pastas, cereales, etc.); y recomiendan el filete a la plancha con lechuga como mejor remedio para adelgazar, en los países más adelantados médicamente recomiendan aumentar la ración de hidratos de carbono complejos, sin refinar, y suprimir totalmente la carne de mamífero. A fin de cuentas el 30% de grasa que contiene es perjudicial, aunque lo asemos a la parrilla o al grill o en barbacoa.

Lo mismo se puede decir de los azúcares y la sal, dos nutrientes altamente perseguidos, pero sin los cuales no se puede vivir. Lo importante es no suprimirlos, **sino** consumirlos sin refinar.

Los alimentos ricos en carbohidratos complejos (cereales, vegetales, frutas) están muy próximos a las fuentes naturales y son un rico almacén de energía. Sin calorías no se puede mantener la salud y el secreto de la delgadez no está en reducirlas sino en consumir aquellas que son adecuadas, como son las de procedencia natural. Por mucho que otros doctores aconsejen dietas diferentes, los alimentos naturales son la mejor terapia para ganar salud, energía y no adquirir enfermedades degenerativas.

Y cuando se habla de alimentos naturales no nos referimos al Jamón de Jabugo por muy rico que sea, sino solamente a aquellos que nos proporciona la madre naturaleza a través de la tierra y que podemos consumir sin manipulaciones. El refinar, pulir, blanquear, ahumar, así como el añadirle conservantes y colorantes, no es lo mejor para un alimento. En todos estos procesos se rompe el equilibrio conque la naturaleza dotó a un alimento, y en su lugar se consume un producto privado de un sin fin de catalizadores imprescindibles.

La importancia de los fermentos, enzimas y oligoelementos es algo actualmente comprobado y solamente la ingestión de los alimentos en su estado natural nos dan garantía de su presencia.

Lo cierto es que ante la inquietud de la gente por los productos naturales, las autoridades sanitarias oficiales se empeñan en que sigamos consumiendo carne de vacuno y despreciemos los cereales. Pero cualquiera que tenga ojos para ver se dará cuenta del estado de salud y fortaleza que tienen las personas que consumen productos naturales y el deplorable aspecto que muestran aquellos que defienden la alimentación tradicional, rica en productos químicos, grasas saturadas y azúcar refinada.

LA FIBRA

Otro de los elementos nutricionales que actualmente está en candelero es la fibra, y aquí nos encontramos con una prueba fehaciente de lo dicho anteriormente. Mientras que durante muchos años se consumió pan blanco ningún médico abogó por la utilización del pan integral, quizá más basto pero más nutritivo. El paso de los años vino a demostrar que en el pan integral estaba el salvado, un tipo de fibra totalmente imprescindible para el intestino. Hoy día, aún son pocos los médicos que tímidamente mandan consumir pan integral en las dietas de adelgazamiento, a pesar de que reconocen la importancia de la fibra.

La fibra debe ir unida a los alimentos, ayudando así a la formación de un bolo alimenticio adecuado, a que se absorban adecuadamente los nutrientes y a que el intestino tenga su limpieza cotidiana. Este mismo ejemplo sirve para los zumos de frutas, los cuales deben consumirse con la fibra, nunca hay que tomar solamente el zumo, ya que haciéndolo así el intestino se ve imposibilitado para absorber tan rápidamente los principios nutritivos de la fruta. La fibra posibilita el que la absorción se realice poco a poco.

La fibra proporciona la aspereza que los especialistas en nutrición modernos han comprobado es esencial para el metabolismo de la comida y, además, previene el cáncer de colon y la mayoría de las enfermedades de piel. Los carbohidratos complejos ricos en fibra tienen el efecto de disminuir el colesterol de la sangre, mientras que la fibra ayuda a aumentar la excreción del colesterol del cuerpo.

EL AZÚCAR

El exceso de azúcar refinado es convertido fácilmente en moléculas de grasa por el metabolismo corporal, y es almacenado como tal en las células grasas del organismo. La causa principal está en la insulina, la cual se segrega en cantidades adecuadas para una alimentación normal y para un azúcar natural (sin refinar). La ausencia en el azúcar del calcio, vitamina B-1, hierro y numerosos enzimas, provoca la insuficiente metabolización de este azúcar, la cual no se puede transformar en glucógeno y almacenarse en músculos o hígado. Con los azúcares naturales, miel, polen, dátiles, uvas, etc, no ocurre esto.

Tras ingerir una comida rica en azúcar refinado, pronto se experimenta una vuelta del apetito. Esta reacción comienza porque el azúcar entra rápidamente en la corriente sanguínea y la insulina disponible es insuficiente para su metabolización, por lo que no se fija en las células. Esta condición hace que el cerebro envíe una señal al centro del apetito, demandando prontamente nuevas cantidades de azúcar.

LA SAL

Casi tan inútil como el azúcar refinada. Todos los especialistas del mundo coinciden en que tomamos más sal de la necesaria, pero pocos matizan de que tipo de sal habría que hablar. La sal marina (integral) está equilibrada en magnesio, calcio, yodo y bromo, así como en diversos catalizadores cuya acción no podemos explicar. La otra, la sal que habitualmente está en nuestras cocinas es un producto final terrible desequilibrado y dañino.

Numerosos dietistas insisten en que hay disminuir la ración de sodio y para ello limitan la ingestión de sal, sin más, pero esto es un error. El ser humano necesita de la sal tanto como del agua y del aire, ya que sin ella no se realiza la absorción de los nutrientes. La digestión se vuelve pútrida e incompleta, la presión de la sangre fluctúa enormemente, y su presión osmótica está tan acelerada que no se efectúa adecuadamente el trasvase en los capilares de los nutrientes y productos de deshecho.

Además de estos inconvenientes al suprimir la sal, nos encontramos con el desequilibrio que se da entre el sodio y el potasio, ya que la carencia o exceso de uno de los dos perturba al otro. ¿Resultado? Si disminuimos la sal no retenemos agua y el potasio se va con ella hacia la orina. Como todo en la vida, en el equilibrio está el secreto. La sal es necesaria igual que el azúcar, pero siempre y cuando sean integrales, nunca refinadas.

LA BUENA DIETA

La Dieta de la Grasa Buena es baja en calorías, baja en proteínas y rica en carbohidratos complejos, grasa de pescado Omega-3, vitaminas, minerales, enzimas, fermentos, así como sabrosa. Arroz, vegetales, frutas, pescado, pollo sin grasa, cereales, miel, son algunos ejemplos de alimentos saludables. Una ensalada de atún con lechuga, diente de león y tomate es un buen plato para la comida.

Una última recomendación: no añadáis mantequilla o grasas saturadas cuando preparéis vuestros platos; cocinar con aceites de semillas o de oliva. Aún así, lo mejor es cocerlos o asarlos en su jugo al horno. La fritura genera radicales libres, libera nitritos y descompone el aceite a causa de la rotura de las cadenas de polímeros que ocasiona las altas temperaturas.